研修医指南書

「今の若者は……」って、嘆いていませんか？

［編著］国際医療福祉大学救急医学講座 **志賀 隆**

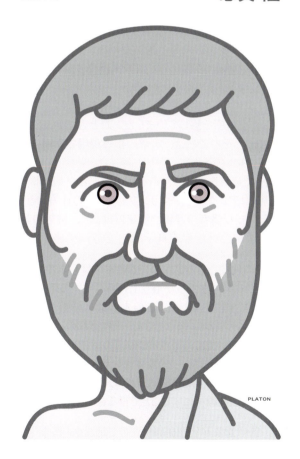

PLATON

メディカルサイエンス社

● 巻頭言

「人育て」で進歩するのは自分

　2004年から初期臨床研修が必修化となったことに伴って、予想していなかった現象が起きました。指導医講習会を受講（して資格を取得）しないと指導医としてふさわしくないと国が決めたのです。このため医師たちは指導医講習会に参加せざるを得なくなり、全国で定期的に指導医講習会が開催されるようになりました。このことによって、後輩の指導法に関して医師たちが考える機会ができました。それまで、自分の医師としての知識・技術・姿勢に関しての研鑽には誰もが関心を持って生きていましたが、後輩の指導をどうするかを教えてもらえることはなかったですし、またそのことに関心を持っている医師もほとんどいませんでした。初期臨床研修必修化の功罪が議論されてきましたが、多くの医師が後輩教育に関心を持つようになったことは、思いがけない大きな付随効果だったと思います。その後、新人医師への教育力が研修医獲得に直結することが分かると、後輩の指導への関心はますます高まりました。

　そんな時代の流れの中、国が主導する臨床指導医講習会のモデルプログラムに、私は少なからず違和感を感じていました。ひと言でいうと、臨床教育現場の香りがしないのです。それで私は、実際の指導現場で直面する具体的な問題をプログラムのテーマに取り入れて、指導医講習会を開催してきました。例えば、実際に出会って困った研修医や困った指導医の対処法、研修医や指導医のストレスの理解と対処、コアレクチャーやカンファランスの仕方などをテーマとして討議してもらいました。受講者の評価、満足度は高く、彼等の教育への意欲の向上にもつながったようですし、私自身も討議、発表から多くを学びました。

　志賀 隆先生が彼の仲間たちと書かれたこの本には、まさしく、私が主宰してきた指導医講習会でのテーマたちが取り上げられているのです。この偶然に、血湧き、心躍る思いです。すなわち、この本の最大の特徴は実際に指導医が直面する問題が取り上げられていることです。それぞれの項目の最初に具体的な「エピソード」が書かれています。読者はこの「エピソード」を読むと、そうそう、あるある、自分もこれを経験した、とうなずきながら、その対処法、解説を読まずにいられなくなるでしょう。診療現場での学びがそうであるように、指導教育の現場も、直面した問題を教材にすることで得るものが大きいのです。

　第二の特徴は、指導対象が初期研修医だけではなく、医学生（各論①-13）や専攻医、他科からのローテーター（各論①-17）の対応で困ることも取り上げられていることです。視野を広げると、この本に書かれていることは、医師だけで

なく医療の他職種への接し方にも通じることに気付くはずです。

そしてさらに、優秀な人材獲得のための面接法（各論③-1）や施設の売り、強みをどう構築するか（各論④-1）など、現在、最も大きな関心事である研修医獲得、専攻医獲得のための戦略につながる内容にまで及んでいます。文字通り、現場の指導医たちが知りたいことに特化した内容が満載です。

第三の特徴は、この本が後輩の指導指南書として書かれながら、実は人間としての大事な姿勢、生き方をも記していることです。医師のうつ病やバーンアウトを扱ったウェルネスの項目（各論②-1、3）やアンガーマネジメントの項目（各論⑥-1）は、働き方改革をこれから推進しようとするわが国の職業人への大事なメッセージです。

私は、指導医講習会の受講修了者のアンケートの中に「この講習会に参加して、自分の子どもへの接し方を変えてみようと思うようになりました」という一文を見つけたら、その講習会が成功だったと思っています。人は自分が育てられたようにしか自分の子どもを育てられません。人は自分が新人の時に指導されたようにしか、新人を指導できません。そのために、初めての子育てや職場での新人教育は必ず失敗します。それは、自分の子ども時代、新人時代とは違った時代を生きている子どもや新人を理解しようとしていないからです。そのことに気付けると、今の時代の子どもや新人にどう寄り添うべきかが見つけ出せるはずです。

本書が示すように、後輩医師や医学生、他職種のみならず、自分の子どもへの接し方を考えることは、彼等のこれまでの人生、今、そして将来に寄り添い応援することなのです。人を変えたいと思ったら、その人を知り、寄り添い、応援する姿勢に自分が変わってみることです。自分が変われば、必ず人も変えられます。そして、人のために少し自分が変わる時、進歩するのです。そうなのです、「人育て」で進歩するのは自分なのです。そして、そういう生き方をする人は必ず他人から慕われ、支援され、幸せに生きられるようになるのです。

専攻医や入局者獲得に苦戦している先生方、初期研修医獲得に苦戦している先生方、他職種と上手くやれないで苦戦している方々、上司や後輩との人間関係で苦悩している方々、仕事に意欲が持てないで苦悩している方々、つまずいて生き方自体を悩んでいる方々、ぜひ、ご一読ください。

福井大学 名誉教授　**寺澤 秀一**

● 序文

志賀 隆

　「今どきの若者は?」というセリフはプラトンの時代から言われている言葉です。そして、「人生の悩みの大半は人間関係である」とも言われます。キャリアの浅いころは自身より年配の先輩たちとの付き合いが悩みの大半ですが、実は多くの中年にとって若者との付き合い方の悩みこそがメインの悩みとなっています。

　こんな中で、「若者は理解できない」「彼は違う」「彼らはおかしい」と言って若者をいたずらに批判し、「自身は常に正しい」と決め込む人も見かけます。私はこの姿勢こそが最も残念な姿勢であると思っています。もちろん、中年の医療職(どの職業でもですが)が、今まで通りのやり方を重視して、変化を好まないことは理解できます。変化に対応するには気力・体力が必要であり、中年では気力・体力は年々衰えていくのが自然なので。ただ、実際は老いを認めつつも、自らを自省し、成長を求めて日々を生きることが幸せな職場生活につながります。「このバカもの、若者!」と怒り心頭になる前に、「自分はなぜ怒っているのか? この怒りはすべて相手のせいなのか? 私自身にも怒りの原因はないのか?」という謙虚な自省が必要です。

　一日に若者のできないことばかりを見つめて嘆息を繰り返している中年の医療職の夕方は楽しくないものであることは容易に想像できます。では、どうしたらいいのか? ポジティブ心理学の領域では1日3つ良いことを見つける習慣を持った人はそうでない人と比べて幸せであることが知られています。中年の医療職には、若者のできないことばかりを見るのではなく、1日3つ若者の良いところを見つけることをお勧めします。最初は嫌々で始めていいのです。その後に意外な副作用に気付くようになります。人の良いところを探して褒めている中年は明るく、前向きな人として人心が集まるようになるのです。

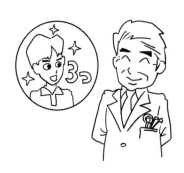

　このような話を聞くと「気力・体力の衰えた私にとって、そんな今さら性格を変えるのなんて無理だ! 新しいことを学ぶなんて億劫だ!」という言葉が聞こえてきそうです。その主張には一理あります。いわゆる「流動性知能」を示す代表格であるIQは年々衰えていくこと

は証明されています。しかし一方で、人生とともに培われる勘やコツといった「結晶性知能」は経験とともに伸びることも証明されています。ですから、中年の医療者は億劫がらずに新しい世代とコミュニケーションをとり、できる範囲で新しい価値観から学んでいくことが可能なのです。

　結果として、人間の幸せの源である

- 熟達欲が満たされる
- 良好な人間関係が維持される
- 仕事も辛くなくなる

といった良い効果が現れます。最終的には、幸せが毎日たくさんあるため、自身の人生が前向きに幸せになるのです。「飲み屋のオヤジ」から一歩を踏み出しませんか？

まとめ

1. 中年にとって「若者は！」という悩みは増えるものである
2. 相手に怒るだけでなく「自分はどうなのか？」と振り返ることが必要である
3. 若者の欠点を見つけるのではなく、長所を1日3つ探していく
4. 中年でも結晶性知能は伸びる
5. 上記を前向きに実践することで幸せな人生を歩めるし、自身に人心が集まる

参考文献
1) プラトン：国家（下）. 岩波書店, 改版 1974, p236-237.

研修医指南書
「今の若者は……」って、嘆いていませんか？

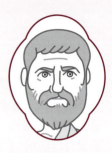

目次

巻頭言	寺澤 秀一	2
序文	志賀 隆	4
編著者略歴／執筆者一覧		8

●今どきの若者は、というあなたへ

総論1	現在の状況をデータで知って行動しよう	志賀 隆	12
総論2	研修医の成長の秘訣は？ Gritとポジティブ心理学	志賀 隆	22

●教え方

各論①-1	成人教育	内藤 貴基	30
各論①-2	面白い講義はどうやって行う？	渡瀬 剛人	42
各論①-3	メンタリングについて	尾原 晴雄	50
各論①-4	プロフェッショナリズムとは何か？	志賀 隆	58
各論①-5	匠のフィードバック方法とは？	山上 浩	64
各論①-6	効果的な手技の指導法	東 秀律	72
各論①-7	ジャーナルクラブ	名郷 直樹	78
各論①-8	ICTと教育	近藤 貴士郎	86
各論①-9	アプリと教育	安藤 裕貴	94
各論①-10	シミュレーション教育	及川 沙耶佳	104
各論①-11	指導医養成	山上 浩	114

各論①-12	スモールグループディスカッション	及川 沙耶佳	120
各論①-13	医学生への指導	吉村 学	130
各論①-14	カリキュラムと講義作成	中島 義之	136
各論①-15	専門医取得とプロフェッショナリズム	舩越 拓・志賀 隆	146
各論①-16	学会や論文作成の指導	本間 洋輔	152
各論①-17	他科からのローテーターにどう教えるか？	近藤 貴士郎	160
各論①-18	新世代の教え方 認知的不協和を大事に 人間は演じているうちにその人格になってしまう	髙橋 仁	168

●メンタルケア・ウェルネスについて

各論②-1	研修医のうつ病対策	吉村 学	174
各論②-2	睡眠について	安 炳文	182
各論②-3	ウェルネスについて	中島 義之	190
各論②-4	研修医の要望にどう応えるか	舩越 拓	196
各論②-5	難しい研修医や学生への対処法 類型化・類型に基づいた対処法	入江 聰五郎	202

●新時代の面接法

| 各論③-1 | 信頼性のある面接法は？ | 山田 徹 | 214 |

●どうやって研修医を集めるか

| 各論④-1 | 施設の強みを作るには？ | 安藤 裕貴 | 224 |
| 各論④-2 | 必勝の施設のPR方法ってあるんですか？ | 志賀 隆 | 230 |

●あなたはあなた自身を分かっていますか？

| 各論⑤-1 | メタ認知の重要性 | 溝辺 倫子 | 240 |
| 各論⑤-2 | 熟考した学習 Deliberate practice | 池山 貴也 | 246 |

●自己管理

| 各論⑥-1 | アンガーマネジメント | 髙橋 仁 | 256 |
| 各論⑥-2 | ポジティブ心理学について 前向きな人に幸運が訪れる | 溝辺 倫子 | 262 |

● 編著者略歴
志賀 隆

国際医療福祉大学医学部 救急医学講座／同大学三田病院 救急部長

2001年　千葉大学医学部医学科卒業
　　　　東京医療センター初期研修医
　　　　その後 在沖米国海軍病院、浦添総合病院救急部に勤務
2006年　米国ミネソタ州メイヨー・クリニック 研修
2009年　ハーバード大学マサチューセッツ総合病院指導医
2011年　東京ベイ・浦安市川医療センター救急科部長
2017年　7月より現職

日本救急医学会　救急科専門医
米国救急専門医
公衆衛生修士（ハーバード大学公衆衛生大学院）
医学教育・シミュレーションフェローシップ終了
（ハーバード大学医学部・マサチューセッツ総合病院）
Center for Medical Simulation指導者講習終了
ハーバード大学Macy Institute指導者講習終了
日本救急医学会認定ICLSディレクター
日本救急医学会認定ICLS ワークショップディレクター
日本救急医学会認定ICLSインストラクター
ECFMG certificate
マサチューセッツ州免許

● 執筆者一覧（五十音順）

安藤 裕貴	名古屋掖済会病院 救命救急センター 救急科
安 炳文	京都第一赤十字病院 救急科 副部長
池山 貴也	あいち小児保健医療総合センター 集中治療科 医長
入江 聰五郎	入江病院 副院長 総合診療科
及川 沙耶佳	京都大学大学院医学研究科 医学教育・国際化推進センター 臨床教育部門 特定助教
尾原 晴雄	沖縄県立中部病院 内科副部長
近藤 貴士郎	国立病院機構名古屋医療センター 集中治療科 ER 室長
髙橋 仁	東京ベイ・浦安市川医療センター 救急集中治療科
内藤 貴基	聖マリアンナ医科大学病院 救急医学 助教
中島 義之	東京ベイ・浦安市川医療センター 救急集中治療科
名郷 直樹	武蔵国分寺公園クリニック 院長
東 秀律	日本赤十字社和歌山医療センター 第一救急科部
舩越 拓	東京ベイ・浦安市川医療センター 救急集中治療科／IVR科 部長
本間 洋輔	東京ベイ・浦安市川医療センター 救急集中治療科／聖路加国際大学 大学院公衆衛生学研究科
溝辺 倫子	東京ベイ・浦安市川医療センター 救急集中治療科
山上 浩	湘南鎌倉総合病院 救急総合診療科 部長
山田 徹	東京ベイ・浦安市川医療センター 総合内科 プログラムディレクター、消化器内科 医長 名古屋大学大学院医学研究科総合医学専攻総合医学診療医学分野
吉村 学	宮崎大学医学部 地域医療・総合診療医学講座 教授
渡瀬 剛人	ワシントン大学ハーバービュー・メディカルセンター 救命センター副センター長 救急科

● 巻頭言

寺澤 秀一	福井大学 名誉教授

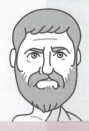

今どきの若者は、というあなたへ

総論

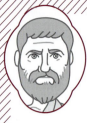

総論1

現在の状況を
データで知って行動しよう

たくさんの意見よりデータを見よう!

◎ 志賀　隆

学習目標
① 若者の価値観の変化を知る
② 若者の現在は社会を映す鏡であることを知る
③ 若者を指導する際に重要な12の点を知る

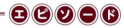

　田中先生は卒後17年目の内科医で総合内科の責任者を務めている。4月に新しい初期研修医が入職して、初診外来の指導をした。その際に、「あー、○症候群ですね! 分かります」「なるほど!」など感じの良い応答をする鈴木先生のコミュニケーション能力を「割とできるな」と感じたところだった。

　しかし、理解度を確認するために、「○症候群の診断に必要な基準は?」と聞いたところ、「……」無言となってしまった。

　「先生! 分からないことは分からないと言ってくれないと、こちらも信頼できないんだけどねー」と言ったところ、「そうですね! 次からは頑張ります」と明るい返事が。

　何だか寂しい気持ちになりつつも、その日の振り返りは終了した。

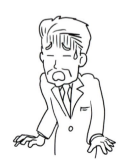

● はじめに

「今の若者は…っ!」と思うところがない指導者がいたとしたら、それはもう神様のレベルか、究極の無の境地にいらっしゃるのではないかと思います。大抵の成人教育の指導現場にいる人にとって、「今の若者は…っ!」と思ってしまうことが多いでしょう。それもそのはずです。紀元前の哲学者プラトンの名著『国家』でも「若者は……」という文があるくらいなのですから[1]。

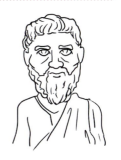

ただ、嘆いてばかりでは始まりません。本項では
- 現在の若者の価値観の推移を知る
- ジェネレーションギャップに対応する12のステップを知る

を2本の柱にしていきたいと思います。

● 現在の若者の価値観の推移を知る

図を見てください。こちらは日本生産性本部が行った2016年の調査を元に作成された図です。昭和44年から毎年入職する新入社員に1,000人を超える大規模なアンケートを毎年を行った結果の統計資料です。特に大きな変化としては「自分の能力を試したい!」傾向が2000年前後から著明に低下しているところです。一方で「楽しい生活をしたい!」「経済的に豊かになりたい!」が著明に伸びています。また、「社会の役に立ちたい!」は東日本大震災前後に上昇をしましたがここ5年では低下傾向です[2]。

このデータを見ての感想はいかがでしょうか? 読者の皆さんの感覚と一致していますか? もちろんこのデータを見て「やはり思った通りだ! けしからん!」と考えることもできますね。ただ、それだけでいいのでしょうか? 因果関係の証明は困難であるものの、これらの若者の意識の変化の前後にはバブル崩壊、IT景気、リーマンショック、東日本大震災などの社会の大きな出来事があったことも忘れてはならないでしょう。年功序列の体制は徐々に変化し、成果主義や実力主義が企業に増えています。また大企業であっても事業の継続が困難であったりと、現在の若者は変化する社会を親世代の姿そして自らの目で見て育っているのです[3,4]。

それでは、われわれにとって気になる医学生はどうなのでしょうか?
2016年度のマッチング参加者アンケートで重視されているのは、次の2つです。
- 研修プログラムの内容
- 病院の実績や指導体制

多くのベテラン医師が予想する「給与や勤務条件がよい」「都市部に近い」という項目を上回っています。

図 働く目的（主な項目の経年変化）

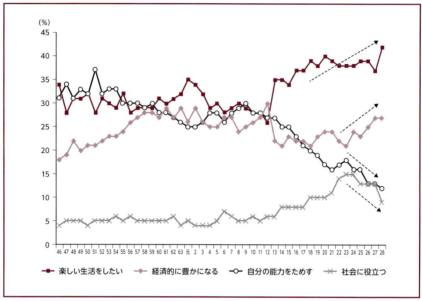

〔文献2〕より引用

　ここで過去のアンケートと比べて大きな変化があったのか？という視点で2006年度の同アンケートと比べても変化は顕著ではないのです。
　医学生は同世代の他の学部の学生と同様の傾向である可能性は十分にあるものの、分野の特殊性か必ずしも一致した傾向ではありません。研修病院のスタッフ医師としては、十分な症例が経験できる環境、「放置」にならない指導体制、ローテーションや選択科目、講義や評価・フィードバック体制などを充実することが研修病院の本懐であり、「急がば回れ」なのでしょう。

●若者と接するための12の原則

　「若者は……」の歴史と現在の若者の価値観について学びましたので、ここでは若者（ミレニアル世代）と指導医はどのように接していくべきなのか？ 12の原則をご紹介します[5]～[8]。

原則1：世代間ギャップについて自らを教育する

　世代間には価値観・文化などさまざまな違いが存在します。まず指導医自身がその差について理解することが若者対策の第一歩です。具体的には以下をお勧めします。

- 世代間ギャップについて記載している本や文献を読む
  若者はなぜ3年で辞めるのか？[3] 光文社
  3年で辞めた若者はどこへ行ったのか−アウトサイダーの時代[4] 筑摩書房
- 世代ごとの特徴を理解し、その特徴が教育に与える影響を理解する
- 指導医講習会の一部を世代間ギャップにあてる
- 世代間ギャップについての映画などを見る
  「ヤング・アダルト・ニューヨーク」など

原則2：ミレニアル世代に影響を与える環境的・文化的要因を認識する

　ミレニアル世代は、テクノロジーが得意で、公平さを大事にします。また、友人との付き合いやチームワークを重視します。一方で、自己の利益を重視しており、ナルシシズムの傾向があります。権力よりも自身の成功を大事にします。
　そんな彼らを理解するために以下がお勧めです。
- 研修医によくある一日の勉強の様子をシェアしてもらう
- チームでプロジェクトをする際にどのようなテクノロジーを使って友人や同僚とコラボレーションするかを挙げてもらう
- 試験や課題に向けてどのように勉強をしたかをシェアしてもらう

原則3：潜在的な世代間の緊張が学習にどのような影響を与えうるかを理解する

　指導医がやってはいけないのが「私が学んだスタイルや学習における興味などを今の研修医も共有してくれるだろう」という幻想を持つことです。「私はこのように学んだ、このように教わった」だからあなたも同じで…というスタイルは頻繁に失敗します。学習は、時代や文脈と絡んで進むもので、指導医の過去の経験を前面に押し出してはいけないのです。この点を意識せずに進んでしまうと、研修医と指導医の間の関係性が悪くなってしまうことがあります。

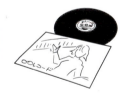

　世代間ギャップを乗り越えるためにお勧めなのは
- 世代間での違いを強調するのではなく、共通の点や類似点を大事にする
- 今の世代の研修医に関係のない過去の環境や義務などを例にして説教をすることは避ける。まず、うまくいきませんので
- 今の研修医の学習意欲について自分なりの想定をしない。継続して、好奇心や挑戦心を引き出すようにサポートする

原則4：ミレニアル世代は学習において指導医のガイドを必要としている

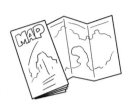

　今の世代は、インターネットが当たり前のように存在し、常にスマートフォンなどでウェブと接している世代です。検索エンジンを通じて知識などを検索するのは非常に得意で瞬時に検索することでしょう。

　一方で、「貧血」を検索した医学生がどのサイトの情報が信頼に足る情報なのか簡単には分からないかもしれません。<u>また、知識の融合・分析・応用・吟味などは得意ではありません。</u>そのため、そこに誘導し取り組むことが重要です。

研修医に
- なぜ？ どのように？ どんな？を意識して学びに臨むように誘導する
- 研修医にインターネットですぐに分かるような特定時の事実などを質問しない。批判的思考を要する問題解決を通じた知識の応用を勧める

原則5：指導医自身の指導・人生における哲学を認識する

　ミレニアル世代はあなたから学ぶにあたり、あなたがどんな経歴の人物でどのような立場にいるのか、などを大事にします。加えてどのような価値観を持っていてどのように人生の決断をするのかも大事です。逆にいうと指導医としてのあなたは、<u>研修医を指導するにあたり「自分とはどんな人物か？ 自分の人生哲学は何か？ 自分にとっての幸せとは何か？」などをしっかりと把握する必要があります。</u>

- 自己紹介を忘れないこと。特にどのような経歴を経てきたのか、どうして現在の立場にあるのかを忘れずに
- なぜ自身が今の立場を楽しんでいるか？ どのようなことが仕事上の喜びか？をシェアしよう
- どうやって自身がワークライフバランスを取っているか実例を提示しよう

原則6：現在のテクノロジーを使った学びに何があるかを学ぶ

　テクノロジーの進歩によって良い教育自体は変わらないが、テクノロジーによって学びは促進されます。今後もテクノロジーの進歩によって血流の原則など医学の根本が大幅に変わることは考えにくいところです。<u>一方で、どのように学習内容を提示するかはテクノロジーによってどんどん変化していきます。</u>今の世代はSNSやウェビナーを使ったチームでの学習など指導医世代が経験しなかったICTを使った学びに日常的に触れています。

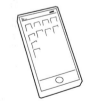

- 指導医の自身の子どもや若い研修医にどのようにし

たらコンピューターやスマートフォンを使って学習効果を最大にできるかを聞いてみよう
- 自施設のIT部門に施設で使用できる教育のためのテクノロジーには何があるかを聞いてみよう
- 研修医に彼らがどのように研修カリキュラムの内容を利用しているか質問してみよう
- 学習内容をシェアしたり広めたりするための新しい方法を見つけよう

原則7：ミレニアル世代の価値観を理解し彼らの思考や行動を予測する

　ミレニアル世代は、インタラクティブであったり、ゲーム性であったりなど楽しみながら学習することに慣れています。そして、情報がどのように提示されるかに関する期待度が高いのが一般的です。

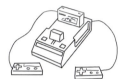

- ビデオや画像などをどのように教育に取り入れるか？を自施設のエキスパートから学んだり、指導医講習をすることが勧められる
- YouTubeのビデオなどウェブ上のリソースをうまく活用し新しい方法のプレゼンテーションを行う
- 同僚や学生・研修医に自身のカリキュラムの材料やスライドを見てもらいフィードバックをもらうようにしよう

原則8：学習におけるサポート体制について強調する

　ミレニアル世代は「ヘリコプター型過保護」と言われる両親を持つことがあります。窮地に陥った時に、親がすぐに駆けつけて助けることを指しています。そのため、学習においてサポートを求めることをについてそれほど陰性感情を持たずに行うことができます。一

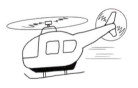

方で、サポートを求めてから助けが入るまであまり待つことができない可能性も高いです。そのため、ウェブサイトを用いて情報共有を行うなど、学習環境を整備することが重要になります。

- 研修医がすぐにアクセスできるようにウェブサイトに、学習資料・課題・指示などをシェアする
- 研修医が相談できるような定期的なミーティングなどの時間を持つ
- 間接的な情報ではなく「直接研修医の行動を見て」フィードバックを与える
- 背伸びせず、具体的な目標を設定する（例：2ヵ月の救急ローテーションの

最後には継続して1時間に1名患者を担当する)

原則9：好奇心や探究心を刺激しよう!
　ミレニアル世代はインターネットやSNSを通じた情報検索に長けた世代です。同時に、指導医世代と同様に、難しい問題への挑戦や新しい分野への探究心を持っています。指導医の世代のように、図書館を訪れてホコリまみれの書籍や雑誌を見つけていく、といった経験を積まなくても彼らなりの学びの方法で好奇心・探究心を伸ばすことができます。指導医自身学びのエピソードや喜びをシェアすることも効果的です。もちろんどのような成果に結びついたかも重視する必要がありますが、一方でその過程での気付きや喜びも大事にする必要があります。
- 検索エンジンにて単純に見つからない課題や問題解決をさせる
- タスクに取り組むにあたり、方法論について制約をあまり設けない
- 指導医自身が取り組んでいる挑戦や問題についてシェアする(簡潔に)
- 指導医のかつての探求や発見から得た喜びについてシェアする(簡潔に)

原則10：チームでの活動の重要性を理解し、コラボレーションを勧める
　ミレニアル世代は、チームプレーヤーが多くグループでの学習に抵抗なく参加できます。また既成概念や集団の中での役割についてのこだわりも少なく、新しいアイデアを受け入れることができます。チームで働くことを推奨すべきであり、互いの学びを共有することができるようなプラットフォームを用意することが望まれます。

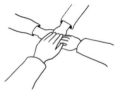

- 異なる役割を果たすことのできるシミュレーション学習などの環境を活用する
- 研修医がSNSを使って課題に協力して取り組むように励ます
- 研修医がチームでの活動に積極的に参加できるようにし、その成果をしっかりと認める
- チームの成果物は、意義あるものとして必ず評価を受けるべきである

原則11：公平で率直であれ!
　ミレニアル世代の育った時代ではスキャンダルなどが多く報道された時代でもあります。そのため彼らはロールモデルにしたい人物などが指導医の世代と比べると少ない傾向があります。結果、自身を大事にする傾向となります。指導医はルールをはっきりとさせ、公平で率直でないといけません。
- 学習目標は、明確であるべき。そして目標に対する現在地や目標の重要

性を何度も強調することが必要である
- 効果的で意味のあるフィードバックがタイミングよく提供されることが望ましい
- 評価や点数に直結する要因は研修医に透明で開示されていることが望ましい

原則12：マルチタスクの限界をしっかりと伝える

　ミレニアル世代はそれぞれのマルチタスクの能力に自信を持っています。しかし、実際には種々の研究でマルチタスクの危険性は指摘されています。<u>授業中にSNSを見たり、メールを送信することが頻繁であると、学習の効率が下がることを指導医は伝えないといけません。</u>
- 指導医自身も指導中のEメール、ショートメッセージ、SNSなどの使用を制限せねばならない
- また研修医にもマルチタスクをさせるタスクをやらせてみて、彼らがどれだけ効率的にタスクをスイッチできたか？ マルチタスクが患者ケアに与えうる影響とは何か？ を議論してみよう

●「ネイルができないから辞めたい」

　ここでは、実際に若者への対応の成功例をシェアしたいと思います。日経メディカルの記事[9]で「ネイルができないから辞めたい」という記事が注目されたときがありました。このタイトルに、多くのベテランの医療者が仰天した内容であったかと思います。この時に記事をかかれた看護部長さんのアプローチが最も正しい若者の対応の仕方ではないかと思います。

　それはどんなアプローチか？ といいますと実は医療安全の根本原因分析（Root Cause Analysis：RCA）と本質は同じです[10]。具体的には「なぜ？ なぜ？」を繰り返すことが必要なのです。

具体的なプロセス：

　ネイルができない → 同世代の女性のできているおしゃれや余暇を楽しめない → 以下の若い看護師の葛藤が明らかになる。

看護師特有のプロフェッショナルとしての服装規定や勤務条件
VS
若い女性としておしゃれや余暇を楽しみたい気持ち

この「なぜ? なぜ?」をやわらかく行った看護部長さんは、上記の若い看護師の葛藤を決して頭ごなしに否定することなく、共感しながら受け止めました。そして、「現実的な対応（休みのとり方の工夫・残業への対応）」を提案しました。そうしたところ、「ネイルができないから辞めたい」といっていた若手看護師さんは退職を思い留まったわけです。

　われわれも毎回このようにホームランは打てないかもしれませんが、指導者自身の「思い」「感情」を学習者にぶつけるのではなく、学習者の「思い」「感情」を受け止めて、互いにとって受け入れられる最適解がないのかを探ることが大事です。序文でも述べましたが、中年以上の医療職の問題解決能力も省察的実践（一度一度の機会を大事にして学んでいくこと）によって必ず成長します。諦めずに若者対応マスターを目指して本書で学んでいただけると幸いです。

💡 若者対策 tips
- 若者の価値観が変化しているところを知る
- 自分の経験ややり方を一方的に押し付けない
- デジタル世代に適した学びを考える

まとめ
1. 世代間の差はいつの時代もあるもので避けることはできない
2. 若者はと文句をいうだけでなく自分はどうなのか?を 振り返る必要がある
3. 互いに尊重しながら関係を築くことが重要で一方的になることは避ける
4. 最終的には学習者へ「向き合う姿勢」「成長を心から喜ぶ姿勢」を指導者が持てるかどうかが最も大事である

参考文献

1) プラトン：国家（下）．岩波書店，改版 1974, p236-237.
2) 日本生産性本部 http://activity.jpc-net.jp/detail/lrw/activity001510/attached.pdf
3) 城 繁幸：若者はなぜ3年で辞めるのか？ 〜年功序列が奪う日本の未来〜．光文社，2006.
4) 城 繁幸：3年で辞めた若者はどこへ行ったのか - アウトサイダーの時代．筑摩書房，2008.
5) Roberts DH, Newman LR, Schwartzstein RM: Twelve tips for facilitating Millennials' learning. Med Teach 2012; 34(4): 274-278.
6) Moreno-Walton L, Brunett P, Akhtar S, et al: Teaching across the generation gap: a consensus from the Council of Emergency Medicine Residency Directors 2009 academic assembly. Acad Emerg Med 2009; 16(Suppl 2):S19-S24.
7) Mohr NM, Moreno-Walton L, Mills AM, et al; Society for Academic Emergency Medicine Aging and Generational Issues in Academic Emergency Medicine Task Force: Generational influences in academic emergency medicine: teaching and learning, mentoring, and technology (part I). Acad Emerg Med 2011; 18(2): 190-199.
8) Mohr NM, Smith-Coggins R, Larrabee H, et al; Society for Academic Emergency Medicine Aging and Generational Issues in Academic Emergency Medicine Task Force: Generational influences in academic emergency medicine: structure, function, and culture (Part II). Acad Emerg Med 2011; 18(2): 200-207.
9) 日経メディカル A ナーシング 新人が「ネイルができないから辞めたい」http://medical.nikkeibp.co.jp/leaf/mem/pub/anursing/hachikin/201607/547607.html
10) 石川雅彦：RCA 根本原因分析法実践マニュアル 第 2 版 - 再発防止と医療安全教育への活用 第2版．医学書院，2012.

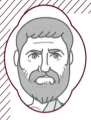

総論2
研修医の成長の秘訣は？
Gritとポジティブ心理学

才能とはやり遂げる力である

◎ 志賀　隆

学習目標
① Gritとは何かを知る？
② どうやってGritを伸ばすかを知る
③ ポジティブ心理学は何かを知る

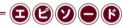

　指導医のB先生は、研修医のA先生にフィードバックを与えようと思っていた。というのもA先生の患者さんへの応対に疑問が残ったからだ。A先生は夜間に来院した高齢の患者さんに「今日の症状は重症ではないと思います。夜間なので検査はあまりできません」と冒頭に厳しい表情で説明した。その表情と語調がかなり厳しいものであったため、患者さんから看護師に「とても悲しい思いをした」という訴えがあった。

　B先生は以前にもA先生と患者さんとのコミュニケーションについて話し合ったことがあった。「僕なりに頑張っているんです！ 毎回言わないでください！」と同じ答えが返ってきて困っているところだった。

　「A先生、先生なりに頑張っているのはとてもよく分かっています。そして、先生の成長も感じています。だからこそ、根気強く学んでほしい。今後の医師人生においてとても大事なことだから」

● Gritとは何か？ 医学教育でも重要なのか？

B先生はA先生にコミュニケーションの技法を学んでもらうために必死です。もしかしたら、一部の指導医は「どうせ性格的なものとかもあるのでしょ？ A先生と一緒に伴走するのをやめてしまえば？」と思うかもしれません。ですが、B先生が根気強くA先生に向き合うのはなぜなのでしょうか？ そのキーワードはGritです。以下に解説をしていきます。

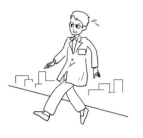

Gritとは、『継続的な努力を続け物事を最後までやり遂げる力』のことで、医学教育においても注目されています[1]。Gritの研究者として知られるDuckworthらは過酷な米国陸軍士官学校を卒業していく学生と中途退学をする学生を予測するのはIQよりもGritであることを報告し、非常に大きな注目を集めました[2]。

ここでGritをついて考える題材として、「医学部入学前の成績が優秀ならよい医学生になるのか？」という疑問を取り上げます。医学部入学前の学生の評価項目の中で何が医学部入学後の成功を予測するかという研究は幾つかされていますが、オーストラリアのSladekらの研究[3]では以下のことが分かっています。

A） 高校の授業での成績は医学部全学年の成績を予測することができた
B） 医学部の入試は、基礎医学（Preclinical）の成績を予測した
C） 面接試験は臨床医学（Clinical）の成績を予測した

さて、オーストラリアの研究で示された3つの結果の中でGritと一番関連するものは何でしょうか？ 答えは高校時代の成績でDuckworthらの研究[2]でもGritと相関することが示されています。これらからA）の高校時代の成績が基礎医学の成績も臨床医学も予測することができることが理解できます。B）の結果ですが入試で測られているのはIQにより近く、そのため入試が基礎医学の試験の成績を予測することが可能であったことが理解できます。C）面接試験では「知識・技術・態度」の中の「態度」を見ることが主眼です。そのため、面接の結果がコミュニケーション能力が重要である臨床医学での成績の予測につながることは理にかなっていると言えるでしょう。

次に卒後教育においてGritが重要であるかを見ていきましょう。整形外科の研究では、医学部卒業後に整形外科レジデントとして受ける専門医の予備試験での成績や、専門医試験の成績は医学生のとき国家試験の臨床部分（USMLE STEP2）や整形外科ローテーションでの高評価と関連するということが示されています。ここで整形外科ローテーションでの高評価は単にIQを見ているのではなくGritや自己管理能力・コミュニケーション能力を見ていることが考えられます[4]。内科系ではどうなのでしょうか？ 神経内科のレジデントを対象とした研究で

は、多くのプログラムが選考の参考としている国家試験の基礎医学部分（USMLE STEP1）や医学部での順位はレジデントの質とは相関せず、医学部入学前の学士を取得した大学時代（米国は医学はすべて学士入学のため）の順位がレジデントの質と相関するという結果が出ています[5]。これもやはり医学教育においてGritが重要であることを示唆する結果と考えられます。

このように医学教育においてもGritを重視すべき根拠が存在するのです。ですからA先生のようにB先生が「少し対人能力を伸ばす必要がある」となった際に根気よく伴走することでB先生の能力を伸ばし「やり遂げる」ことを応援する姿勢は重要なわけです。

ちなみに、Duckworthらは研究[2]の中で年齢ともに低下していく傾向にあるIQに対してGritは年齢とともに進化していくことも示しています。

本書は指導医がどのように若手医師や医学生を指導するかという本ではありますが、衰えを感じる（?）指導医にとっても嬉しいですよね。

図　能力の概念図

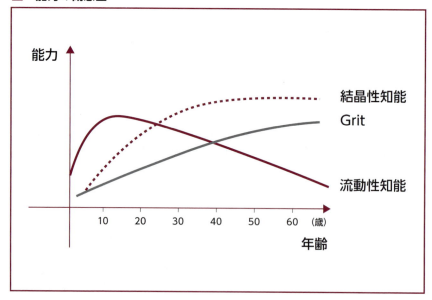

●ポジティブ心理学

ところで、少し取り組みがいのあるA先生のコミュニケーション能力を伸ばすために伴走すると決めたB先生ですが、何か良い方法はあるのでしょうか？ここでのキーワードは、ポジティブ心理学です。

臨床の現場で学習者が期待されたパフォーマンスを出せないことを「パフォーマンスギャップ」と言います。的確に、タイミングよくパフォーマンスギャップを指摘し、学習者の内省を促し、次の行動変容につなげる。これが、指導医にとって最も大事な能力です。とはいえ、実際はただ単にパフォーマンスギャップを指摘し続ける指導医は今の時代では敬遠されてしまいます。科学的根拠をもって学習者のやる気を出すにはどうしたらいいのでしょうか？ここで注目したいのが「ロサダの法則」です[6]。

　ロサダらは個人が高いパフォーマンスを発揮するには、ポジティブな感情とネガティブな感情の比率が3：1であることが必要という報告をしています[6]。学習者と指導医もチームであり、より良い共同作業を行っていく上でも「ロサダの法則」を参考にしていくことが勧められます。また、褒めを重視していく過程で、思いがけない副作用があります。それは、一生懸命学習者の良いところをみつけて褒めていく過程で、指導医自身が前向きになっていくという点です。この過程は「認知的不協和」（168頁）と言われ、もともと指導医が「パフォーマンスギャップ」に目の行きやすい傾向があったとしても、ロサダの法則を意識しているうちに前向きな傾向に変わっていくという点です。

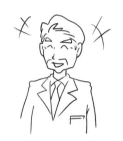

●成功する人が幸せになる？　幸せな人が成功する？

　いやいや、性格なんて変わらないし、前向きとか言っていると大事な「パフォーマンスギャップ」の指摘ができなくなって、結局成長しない研修医を作ってしまうんじゃないですか？という意見もあるかもしれません。それについては以下にて解説します。

　成功する人が幸せになる？　幸せな人が成功する？という問いは一見簡単に聞こえます。当然前者なのではないか、という意見も結構あるのではないでしょうか？しかし、実際に分かっているのは前向きな考え方の重要性です。中学生の研究ではありますが、興味深い研究があるのでご紹介します。中学生1年生373名を追跡調査をしたところ、自分は成長できると信じている「成長のマインドセット」を持つ中学生と、自分はあまり成長できないと信じている「固定のマインドセット」をもつ中学生を2年間の追跡をしたところ、成績がよかったのは、どちらだったか？答えは成長のマインドセットの中学生であったという報告です[7]。セリグマンらは同様のデザインの研究を成人にも行い同様の結果を得ています[8]。

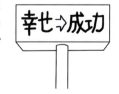

●性格は変わるか?

　Quoidbachらは興味深い研究をしています。3,803人の参加者に1995年-1996年と2004年-2006年の2度にわたり性格についての調査を行いました。そうしたところ、参加者が予測した性格の変化よりも実際の性格の変化の方が大きいことが分かりました。われわれは自身の現在の性格や価値観が素晴らしいし変わらないと信じる傾向があります。しかし、実際には性格は常に変化していくのです[9]。

　ですので、学習者も指導医も「三つ子の魂百まで」という考えもあるかもしれませんが、「省察的実践」を繰り返し「Grit」と「ポジティブマインドセット」を持って課題に臨むことで成長が可能なのです[10]。「言っても無駄!」「我慢の限界を超えた」「世代間格差には付き合えない」といって飲み屋のオジサン・オバサンとして残りの人生を生きていくのか?「人は変われる!」「前向きな考え方が成功につながる!」という考え方で常に成長のできる大人でいくのか? 選ぶのはあなたです。毎日少しづつチャレンジ、そして成功し、成人の幸せの大きな要素の1つである「熟達欲求」を満たして、幸せな指導医生活を送りませんか?

💡 若者対策tips
- 根気よく向き合って伴走してくれる指導医が信頼される
- 自分の体験した指導法だけでは若者は根気よく学習できない
- レジリエンスを高めるためにポジティブマインドセットになる方法を教える

まとめ

❶ Gritが医学教育にも大事(学習者にも指導医にも)
❷ 褒め3倍! ロサダの法則を大事にしよう
❸ ポジティブマインドセットが成功への道

1) Ray R, Brown J: Reassessing student potential for medical school success: distance traveled, grit, and hardiness. Mil Med 2015; 180(4 Suppl): 138-141.
2) Duckworth AL, Peterson C, Matthews MD, et al: Grit: perseverance and passion for long-term goals. J Pers Soc Psychol 2007; 92(6): 1087-1101.
3) Sladek RM, Bond MJ, Frost LK, et al: Predicting success in medical school: a longitudinal study of common Australian student selection tools. BMC Med Educ 2016; 16: 187.
4) Raman T, Alrabaa RG, Sood A, et al: Does Residency Selection Criteria Predict Performance in Orthopaedic Surgery Residency? Clin Orthop Relat Res 2016; 474(4): 908-914.
5) Burish MJ, Fredericks CA, Engstrom JW, et al: Predicting success: What medical student measures predict resident performance in neurology? Clin Neurol Neurosurg 2015; 135: 69-72.
6) Fredrickson BL, Losada MF: Positive affect and the complex dynamics of human flourishing. Am Psychol 2005; 60(7): 678-686.
7) Blackwell LS, Trzesniewski KH, Dweck CS: Implicit theories of intelligence predict achievement across an adolescent transition: a longitudinal study and an intervention. Child Dev 2007; 78(1): 246-263.
8) デレック・ボック：幸福の研究―ハーバード元学長が教える幸福な社会．東洋経済新報社，2011．
9) Quoidbach J, Gilbert DT, Wilson TD: The end of history illusion. Science 2013; 339(6115): 96-98.
10) Rogers D: Which educational interventions improve healthcare professionals' resilience? Med Teach 2016; 38(12): 1236-1241.

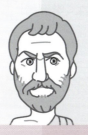

教え方

各論①

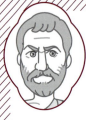

各論①-1

成人教育
中心はあなたではなく学習者!

◎ 内藤 貴基

学習目標
① 成人の学習における特徴を理解する
② 成人学習の3つの学習タイプを理解する
③ 教育は「知識や技術の伝達」だけでないことを理解する

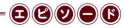

　A先生は地域の中核病院の10年目の循環器内科医。自身の研修医時代に病棟で放置され心細い経験をしたA先生は、どんなに忙しくても必ず、朝と夕に研修医と回診することをモットーにしていました。現在ローテート中の研修医B先生は学生時代から優秀と評判で、いつも白衣のポケットに本とメモをぱんぱんに詰め込んで頑張ってくれています。ある日、外来が終わり病棟に戻るとB先生が他の研修医と話をしています。「やっぱり循環器の先生は忙しいから教育を受けるチャンスが少ないよ。しょうがないけどね」「まぁしょうがないよね」
　驚いたA先生。患者を一緒に見ることが一番の教育じゃないの？ 教育ってなんだ……、俺の時代は教えてもらえると思うな、技術は盗め、冷や汗をどれだけかいたかで能力が決まるんだって言われてたのに。なんでもすぐに教えてくださいって。最近の若いやつは……。

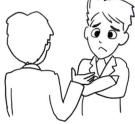

● はじめに

　初期臨床研修制度が始まり研修医が各科間、時には病院間をローテートするようになりさまざまな比較がされるようになったと思います。そこで研修医がよく話題にするのは「教育の充実」について。教育が大事なのは分かっているけど、どのようにすればよいかなどということは学ぶ機会がなかったというのが実情ではないでしょうか。あまりにも考え方が違う時には「最近の若いやつは……」と言いたくなることもあるでしょう。でも、もしかしたらあなたの教育が「Teach me君」を作ってしまっているかもしれません。
　ぜひ、一緒に成人教育の基本を学びましょう。

Teach me君の特徴
- 性格：比較的真面目
- 鳴き声：教えてもらってません！聞いてません！
- 好物：マニュアルや勉強会

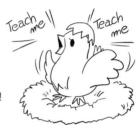

● なぜ成人教育を学ぶ必要があるのか？ 成人教育の変遷

　教育というとどのようなイメージを持つでしょうか。おそらく学校で教師から生徒へ授業をしている場面を連想するのではないでしょうか。
　このような従来の「教える-教えられる」という関係に基づく教育は「教師主導型学習」と呼ばれ、主に子どもを対象として発展しました。教師主導型学習では、教える側が内容や方法を決めるため、教育の主体は教育者側にあるといえます。このような教育スタイルはペタゴジー（petagogy）と呼ばれ、定められた内容を、限られた期間に効率よく教えることを主眼に発展し、現在も子どもの教育現場では広く用いられています。あらかじめ項目をリストアップして行う勉強会（コアレクチャーなど）がこれにあたります。しかし、成人においては学習者のレベルや経験、モチベーションに大きく差があり、また学ぶ時間もとても限られています。このような環境ではペタゴジーに則った教師主導型学習は適さないことも多いのです。勉強会を始めたけれど結局続かない理由になっていることもあります。
　1960年代、ペタゴジーと対比される形で成人を対象とした教育としてアンドラゴジー（andragogy）という考え方が発展しました。これは後述する成人特有の学習者の特徴を踏まえ、学習者を受け身から「学びの主体」に変換した「学ぶ/おしえる」※1 という関係に基づく「自己主導型学習」を重視する考え方です。近年医学部の教育でもPBL (Problem-based Learning) などで用いられています。「自己主導型学習」は能動的に自分の学習計画の立案（内容、時期、方法）に関わることを重視しており、短期間で直面している具体的な問題を解決するのに適

しているとされます。

　そして1980年代には従来の教育の中心にあった「知識や技能の伝達」だけでなく、いかに内面的に自立した学習者を育成するかといったことに重点が置かれたポスト・アンドラゴジー（post andragogy）という考え方が登場します。ポスト・アンドラゴジーでは「振り返り」と「批判的な気付き」を通して、学習者の価値観、学習スタイルも革新させ、新たな考え方に自ら到達（transforming）することが重要とされます。

　このような変革の中、教育者に求められるものも当然、大きく変わってきています。いつまでも「〜学」を教えようとする講義が主体の教師主導型教育では「Teach me君」の巣立ちは望めないかもしれません。それでは成人教育において重要な教育理論となるアンドラゴジーとポスト・アンドラゴジーについて詳しくみていきましょう。

図　**学習スタイルの比較**

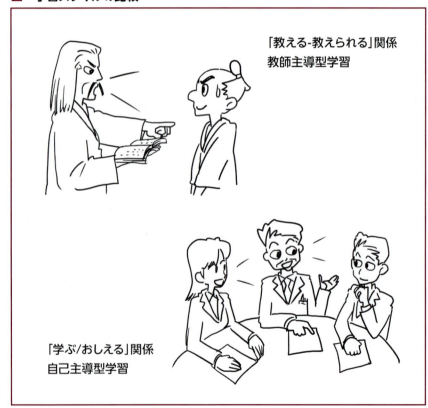

「教える-教えられる」関係
教師主導型学習

「学ぶ/おしえる」関係
自己主導型学習

注：本稿では成人教育学で用いられる単語を分かりやすい言葉に変換し、各理論を論旨を外さない程度に簡略化しております。深く知りたい方はぜひ成書〔参考文献1）、4）、7）〕をお読みください。また、本稿では学習者の活動は学習、教える側の活動は教育、全体としての活動は学びと称します。

※1：教育学者の渡辺洋子は「教える-教えられる」という関係から「学ぶ/おしえる」関係へと変えていく必要性を説いており、ひらがなの「おしえる」を用いることで知識の伝達だけでなく、学習の援助・支援にこそ教育者の重点があることを表現し、「-」でなく「/」を用いることで学習者と教える側が対等な立場で、効果的な学習をするという目標へ共同作業を行う関係であることを表現しています[2]。

●アンドラゴジーに基づく自己主導型学習

アンドラゴジーはギリシャ語の「おとな（andr）」と「指導する（agogus）」の合成語で「成人の学習を援助する技術と科学」と定義されます。ちなみにペダゴジーは「子ども（paid）」と「指導する（agogus）」の合成語です。アンドラゴジーは成人教育の重要な考え方の一つであり、自己主導型学習はアンドラゴジーの原理に基づいた学習法となります。アンドラゴジーのキモは成人と子どもは学習において特徴が違うという前提に立っているところです。**表1**にアンドラゴジーに基づく自己主導型学習とペダゴジーに基づく教師主導型学習とが前提とする学習者の違いをまとめました。

各項目について詳しくみていきましょう。

表1　教育スタイルが前提とする学習者の特徴

項目	アンドラゴジー （自己主導型学習）	ペダゴジー （教師主導型学習）
●学習者の自己概念 （パーソナリティー）	●主導的	●他者に依存的
●学習者の経験の位置付け	●すでに学習資源となる豊富な経験がある	●学習のプロセスで築く
●学習へのレディネス	●生活の課題や諸問題への取り組みに応じて生じるもの	●心身の成熟度合いに応じて変化するもの
●学習への志向性	●具体的な課題・問題への解決	●網羅的な教科内容の習得
●学習への動機付け	●内的な刺激や好奇心	●外的な報酬や罰

〔文献1）より一部改変〕

1 自己概念 Self-Concept

人は成長するにつれて自分自身でできることが増えます。すると他者に依存的な人格から自己主導性を持った人格へと変化します[3]。成人は自分で物事を決定し判断していく能力を持っていても、学校教育のような教師主導型では「教えてもらう」という受け身の態度になってしまいます。そのためアンドラゴジーでは、効率良く生涯学び続けるためには自分の学習計画を立てることに参加するべきとしており、そうすることで目的意識と高いモチベーションを保つことができるとされます。

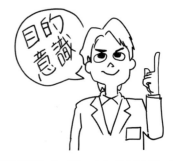

2 学習者の経験 Learner's experience

成人は子どもに比べ、多くの経験が蓄積され、またその経験は人により大きく異なります。アンドラゴジーではその豊富な経験を学びのリソースとして用いることが重要とされます。そのため個人が持つ具体的な過去の成功や失敗を大切にして個人別の学習計画を立てる必要があります。また経験について注意するべき点が2つあります。1つ目は、成人は経験による固定化した思考パターンがあるため偏見が少なくないという点です。そのため先入観から解放され客観的視点を持つように援助することが大切になります。2つ目は過去の経験が軽視されると人格が否定されたと感じるため注意が必要です[3]。

3 学習へのレディネス Readiness to learn

学習へのレディネスとは「身体的・知的・精神的に準備された状態」を指します[2]。成人の場合、職場、社会、家庭などにおける役割があり、そこで解決すべき問題が生じると、学習の必要性、意欲、取り組み姿勢が準備されレディネスが形成されます。そのため、教育者は個人にあった学習の内容とタイミングを考慮する必要があります。問題があることの認識、つまり改善するべきポイントに自ら気がつくということが重要になります。

4 学習への指向性 Orientation to learning

子どもの学習では「将来のため」に学びますが、成人は「現在ないし近い将来に差し迫った具体的な目的のため」に学ぶことの方が多くなります。そのため子どもの学習では「〜学」といった体系的な学習が多くなりますが、成人の学習は「胸痛患者でまず何をするか」など即効性のある具体的な課題や問題を出発点とした

学びになります[3]。

5 学習への動機付け Motivation to learn

　子どもは外的な報酬や罰によって学習への動機付けがされることが多いのに対して、成人は内的な刺激や好奇心によって学習への動機付けを得るとされます。子どもと違い、成人は職場、家庭の役割をこなす中で学習に割く時間を作り出す必要があり、そのためには強いモチベーションが必要になります。目標を達成するためには、学ぶ目的やゴールを想定し、モチベーションの源泉がどこにあるのかを把握し、主観的な充実感を達成することが大切になります。

●実際の教育における学習プロセスモデル

　アンドラゴジーに基づく自己主導型学習はその実践において7つの学習プロセスがあるとされます。以下にその7つのプロセスについて教師主導型学習と比較して提示します（表2）。

　自己主導型学習はこのような学習プランの作成し自ら参加し実践することを基本とします。Knowlesはこのようなプロセスに則った「学習契約を自分と結ぶ」ことの有用性を説いています。アンドラゴジーに基づく自己主導型教育についてさらに詳しく知りたい方は成書〔文献2）、3)〕もご参照ください。

表2　学習プロセスの構成要素と特色

要素	教師主導型学習	自己主導型学習
●雰囲気づくり	●フォーマル ●権威的 ●競争的 ●判定的	●インフォーマル ●相互尊重的 ●合意を重視する ●協力的 ●支援的
●学習の方針づくり	●主に教師が行う	●学習者の参加による意志決定で行う
●学習ニーズの診断	●主に教師が診断する	●学習者が相互に話し合いながら診断する
●学習目的の設定	●主に教師が設定する	●学習者が教師と相互交渉により設定する
●学習プランのデザイン	●教師が、学習単元に基づいて体系化する ●教師がコースの概要を作成する ●論理的な連続性を重視する	●学習者が、学習プロジェクト全体を計画する ●学習者が「学習計画」を結ぶ ●レディネスの観点から見た連続性を重視する
●学習活動	●教師が伝達する技術（学生の伝達される技術）を重視する ●課された文献の講読	●学習者による探求プロジェクト ●教師に依存しない学習 ●学習者が自分の経験を生かす技術
●総合評価	●主に教師が評価する	●学習者が自分で集めた根拠資料を相互に評価する

〔文献1）より引用〕

● ポスト・アンドラゴジー

1980年代にアンドラゴジーに基づく自己主導型学習を批判的に検討し直す潮流が現れ、これらはポスト・アンドラゴジーと呼ばれます。ポスト・アンドラゴジーは単一の理論ではありませんが[※2]、ポイントとしては「批判的振り返りを重視した価値観の改新による自立した学習者の育成」が挙げられます。アンドラゴジーでは学習者の自己概念（パーソナリティー）は成長とともに自己主導的になり、自然に自立した学習者となることが成人の特徴（もともと備わっている能力）であると想定しています。しかし、ポスト・アンドラゴジーでは、「学習における自立・自己主導性は学習によって達成されるべき目標」と捉え、それをいかに達成するかという視点で自己主導型学習を見直しています。つまり自己主導型学習ができる能力を獲得するプロセスを重視する学習論とも言えます。では具体的にはどのようなものなのか、代表的なMezirowの理論を中心に考えてみましょう。

Mezirowは「変容的学習の理論；transformation theory」を提唱しており、その中で「省察的学習；reflective learning」と「変容的学習；transformative learning」が重要だとしています。これは「振り返り」と「批判的気付き」と言うと分かりやすくなります[5]。それぞれを見ていきましょう。

まず省察的学習（振り返り）です。これは新しい経験を無視しないで見つめる工程です。成人は価値観や信念といったものによって形成される各個人特有のフレーム（考えの枠組み・固定概念）を持っています。そのため新しい経験を振り返るとき、まず最初に自分のフレームと合致するかどうかを判断します。そこで自分のフレームと軋轢を生じなければその経験を受け入れ、抵触すれば拒否をします。この過程を通じて新しい経験の価値や意味を判断し、感情や行動が惹起されます。この一連の新しい経験への対応を「meaning schema」と呼びます。例えば、米国有名病院から帰国したばかりの医師が同僚になった場面を考えてみましょう。その医師は自分の従来の方法とは大きく違う診療をしていたとします。ある人は「米国と日本は違う」と嫌悪感をいだき拒否します。またある人は「もっと知りたい」と教えを請います。どちらの反応が正しいということではなく、このような新しい経験を無視せず、自分のフレームと付きあわせてみる一連のプロセスが省察的学習で、受け入れるにせよ、拒否するにせよ、そこで考える（＝学びのきっかけが生じる）ことが重要です。

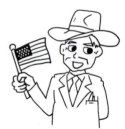

● 批判的気付き

しかし、時には省察的学習によっては解釈できない経験に遭遇することがあり

ます。全く違う価値観や思想との遭遇、役職の変更、死別などがこれにあたります。そうなると自分の持つ価値観では対処できずどう対処したらよいのか判断できなくなります。これを「混乱ジレンマ」と呼び、自分のフレームを新たに革新する契機となり、自らのフレームの批判的気付き、変容的学習へとつな

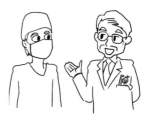

がります。冒頭のA先生は「教育とは何か」が分からなくなってしまいました。これが「混乱ジレンマ」です。そして自分の教育に対するフレーム（考え方）が間違っているかもしれないという「批判的気付き」に到達し、教育について学び自分のフレームを新たに変革しようと努力します。これが変容的学習になります。つまり、省察的学習と違うのは「自分のそもそもの考え方が間違っているかもしれない」という批判的な気付きがあるかどうかだと言えます。成人になると考え方を変えることが難しいのは皆さんも感じるところだと思いますが、この変容的学習はその点において重要な考え方となります。変容的学習のきっかけは外からの働きかけにより生じます。臨床の現場では、施設の移動、他院からの新しい職員、異職種との交流などがきっかけとなることが多く、そのために人事交流や留学などにより自分のコミュニティーの外との交流を持つことが大切となります。<u>このような経験は交わる双方ともに起こるため、互いに自らをより望ましい形へ変革するという意味で自己決定・相互変革型学習とも呼ばれます</u>[2]。

※2：Mezirowによる「変容的学習理論；Transformation theory」、Brookfieldによる「自己決定学習；Self-directed learning」、Cranton による「Model of understanding and promoting transformative learning」などが含まれます[6]。

●教える側の役割

ここまでは主に学習者を中心に学びを見てきました。では私たち教育者にはどのようなことが求められるのでしょうか。

ペダゴジーに基づく他者決定学習では、教える側はその分野の「専門家」としての知識や「教授者」としての効果的な教え方、効率よいプランを作成する「計画者」としての役割が求められます。<u>一方、アンドロゴジーに基づく自己主導型学習では、学びの方向を示す「ファシリテーター」、自己学習のための「リソース提供者」、学習進行を管理する「マネージャー」としての役割が求められます。</u>さらにポスト・アンドロゴジーに基づく自己決定・相互変革型学習では学習者と共に実践を批判的にふりかえる「省察的実践者」や新たな風を吹き込む「改革者」、具体的な目標となる「メンター」などの役割が求められます[2]。

特にポスト・アンドロゴジーに基づく自己決定・相互変革学習型では教育者も

学習者と共に自らのフレームを深く認識し、批判的気付きを通して新たなフレームを作り出していくことができる必要があります。つまり柔和な考えで「教えることは学ぶこと」を実践し変化し続けることが必要なのです。それを通して学習者と教育者で「共有する理論」を作り出すことができ、それが組織の文化として根付いていくのです（図1）。

図1　成人学習の3つのタイプと教育者の役割

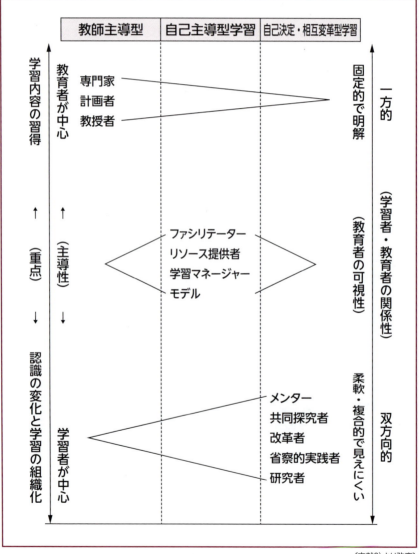

〔文献8）より改変〕

=== ミニコラム ===

　教える側の大切な役割の一つに学びへのモチベーションの維持があります。そこでぜひ知っていただきたいのがアメリカの教育工学者のケラーが提唱する「ARCS動機付けモデル」です。ケラーは4つの側面から考えるのが重要としておりこの頭文字をとってARCSモデルと名付けました。ぜひ、参考にしてください[7]。

Attention
・注意
・「面白そうだなぁ」

Relevance
・関連性
・「やりがいがありそうだなぁ」

Confidence
・自信
・「やればできそうだ」

Satisfaction
・満足感
・「やってよかったなぁ」

例：ミスの多い研修医に医療安全の重要性を教える場合

A先生：医療安全について考えたことある？
研修医：いいえ。
A先生：じゃあ、オーダーミスを看護師さんに指摘されたことがある？
研修医：それならたくさんあります。**Attention**
A先生：どんなミスだった？
研修医：心筋梗塞の患者で抗血小板薬が処方切れになっていて。危なかったです。
A先生：そうだね。ステント閉塞していたら患者さんには大きなダメージだよね。ミスは誰でもする。それを前提にシステムを作るのが医療安全なんだよ。
研修医：なるほど。実際に助けられてるんですね。**Relevance**
A先生：じゃあ、次からは処方漏れにならないようにはどうしたらいい？
研修医：うーん。気をつけるしかないですかね。
A先生：例えば継続する処方は必ず定期処方日まで処方するようにしたらどう？ それならチェックする回数も減らせるよね。
研修医：それならできますね。**Confidence**
A先生：他にも日々の仕事をどうやればミスなくできるか考えてみてね。
……後日
A先生：最近仕事が早くなったね。
研修医：1日にやることをチェックリストにしたんです。そしたら病棟を何度も行き来したり、カルテを何度も開いたりしなくてよくなりました。**Satisfaction**
（A先生：ニヤリ）

●最後に

　ここまで成人教育について学んできました。最後に強調しておきたいのは、ペタゴジー、アンドロゴジー、ポスト・アンドロゴジーのどれが一番優れているというわけではなく、教える対象や内容によって使い分けるべきであるということです。専門分野などの初学者（学生や研修医）にはペタゴジー的な教師主導型学習（週に1回のコアレクチャー）などが有効でしょうし、中堅医師には目標を一緒に設定し達成できるようにサポートする自己主導型学習がよいでしょうし、新たな環境に戸惑っていたり、新たな役職に慣れないような学習者には自己決定型・相互変革型がよいでしょう。それぞれの学習に適した教育形態について図2が参考になります。

　私たち教育者にゴールはありません。体は老いつづけるが、魂は死ぬ瞬間まで成長を続けるのです。「最近の若いのは……」と言いたくなる時は、異質のものと接している時ですので、まさにtransformingするチャンスです。自分の価値観が絶対だと思わず、混乱ジレンマを恐れず、新たなステージへと駆け上がってください。

図2　成人学習の3つのタイプと学習の形態

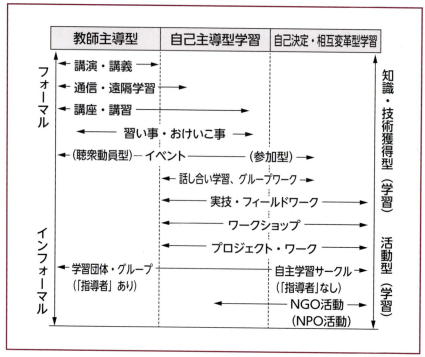

〔文献8〕より改変

💡 若者対策 tips
- 若手からのクレームは自分が transforming する批判的気付きのチャンス
- 価値観の違いを感じる時は本当に大切なものを考えるチャンス
- 批判をする前に傾聴を。信頼関係なくして良い教育なし

まとめ

❶ 成人学習には3つのタイプがあり、学習者のレベルと教育内容によって使い分ける
❷ 教える側の役割も学習のタイプで変わる必要がある
❸ 教育者自身も学び、変化し続けることで教育文化が形成される

参考文献

1) マルカム・S・ノールズ 著, 渡邊洋子 監訳：学習者と教育者のための自己主導型学習ガイド ーともに創る学習のすすめー. 明石書店, 2005.
2) 渡邊洋子：成人教育学の基本原理と提起 ー職業人教育への示唆ー. 医学教育 2007；38(3)：151-160.
3) 三原泰煕：成人教育論と人材形成 ー M.S. ノールズとアンドラゴジー・モデルとその批判を中心にー. 経営と経済 1990；70(3)：123-138.
4) クラウス・マイセル 著, 三輪建二 訳：おとなの学びを支援する ー講座の準備・実施・評価のためにー. 鳳書房, 2000.
5) 小池源吾, 志々田まなみ：成人の学習と意識変容. 広島大学大学院教育学研究科紀要 2004；第3部 第53号：11-19.
6) 豊田千代子：ポスト・アンドラゴジー論の形成に向けての一考察 ー P. クラントンの理論枠組を中心としてー. 駒澤大学教育学研究論集 1997；13：29-53.
7) ジョン・M・ケラー 著, 鈴木克明 訳：学習意欲をデザインする ー ARCS モデルよるインストラクショナルデザインー. 北大路書房, 2010.
8) 渡邊洋子：生涯学習時代の成人教育学ー学習者支援へのアドヴォカシー. 明石書店, 2002.

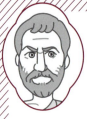

各論①-2

面白い講義はどうやって行う?
Lectures that Stick – 心に残る講義 –

◎ 渡瀬 剛人

①講義1コマに詰め込める限界を知る
②スライドをいかに目立たなくするかを知る
③どのように話し上手になれるかを知る

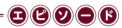

　私たちは学校に行き始めた時から授業・講義を受けています。むしろ教育＝講義という式が深く私たちの頭に根付いているのも否定できません。大学では講義＝睡眠時間と勝手に思い込み、当時は自分が寝てしまうのは講義が面白くないからだと開き直っていました。今から思えば、可愛くない学生でしたね～。

　数年後、自分が実際講義する立場になって自分なりに上手く講義していると思っていた矢先、何と目の前で受講者が寝ているじゃないですか！眠い目をこすりながら講義の用意をしたのに、なぜ寝るんだと心の中で怒っている自分がいました。何とも勝手なものです。

　こうして人の講義で爆睡してきましたし、自分も人が寝てしまうほどの講義をしてきました。必然的に講義はもっと面白くできないか悩みました。そこで講義に関する文献を多く読みあさり、講義が上手な人の講義を多く聴いてきました。段々となぜ自分が寝てきたのか、受講生を寝かせてしまったのかが分かってきました。自分

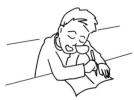

の実体験と講義に関して学んだことを、ここ3、4年、EM AllianceのEducation Fellowshipにてどのように効果的な講義をするかという題材で話してきました。今回はそれを紹介したいと思います。

●講義は過去のもの？

　教育の分野も他の分野の例に漏れず、発展が目覚ましい分野であり、どのような教育法が最も効果的かを調べた論文は無数にあります。講義の歴史は深く、ソクラテスが生きていた紀元前まで遡ります。当時は教育を受けられるだけでもありがたい時代だったでしょうから、講義という形式に文句が出るということも少なかったのだと推測しています。

　よく聞かれるのが、講義は受動的学習（passive learning）であり教育効果が低いのに対して、スモールグループラーニングなどの新しい教育手法は能動的学習（active learning）であり、教育効果が高いとの声です[1]。では、講義という教育手法はもう過去の遺産であり、必要とされないのでしょうか？

　現在でも講義は受講生の数に関わらず情報を伝えるという役割では優れています。例えば、以下の情報を取り扱うには良いとされています[2]。

- 最新知見
- 受講生にとって手に入れにくい情報
- 概念などを理解するためのフレームワークの説明

●講義の何が良くない？

　われわれが学校などで受けてきた講義の多くは一方的な情報の受け渡しに終始していたのではないでしょうか？　その上、スライドは見にくく、記載されている情報量も多かったのを記憶しています（授業内容は全く覚えていませんけど）。これでは、お坊さんのお経と変わらないと言われるのも無理ないですね。要するに講義は受動的学習の代表格なのです。

　実は教育者の多くは講義の価値を理解しており、講義の仕方そのものを改善することによってより優れた教育効果が得られると考えています[3]。

　では、どのように教育効果が高い講義を行えるのでしょうか？　一つの答えが、講義をなるべくinteractiveにして能動的学習を促すだけではなく、講義の内容のシンプル化・振る舞いなどに気を使って教育の目標である行動変容を起こすことです。では、より良い講義を行うためのステップを見ていきましょう。

図1 エビングハウスの忘却曲線

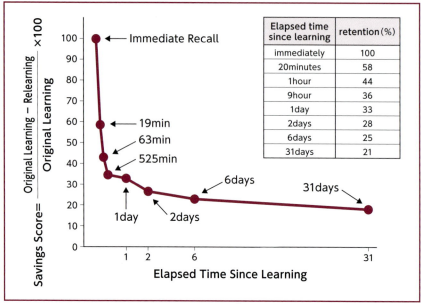

〔Ebbinghaus H (1885) Über das Gedächtnis. Leipzig: Dunkerより改変〕

1 Step 1: コアメッセージは3つまで

　人間の記憶はお世辞にもいいとは言えません。エビングハウスの忘却曲線（**図1**）を知っていますか？人間の記憶は20分後に60％、1日後には33％、1週間後には25％に下がっているという悲しい結果です。最近は歳をとった自分はこれさえも満たしていないと思えることが多々あります。また、新しい知識を身につけようとした際には、一度に3〜4つのことしか覚えられないと言われています[4]。したがって、1時間の講義では本当に大切なことは3つまでに抑えることが大切となります。

　伝えたいことがたくさんあるのに、3つに絞ることはできないという声が聞こえてきそうです。しかし、多くのことを伝えたがために本来伝えないといけないことも希釈され、結局何も伝えられなかったら本末転倒ですね。多くのことを伝えようとすると、先ほど述べた記憶力の限界が受講生に影響するだけではなく、決断のマヒ（decision paralysis）が起こってしまうのです。

　ある社会学の実験ではジャムの試食販売を行い、

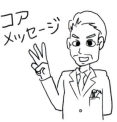

その後の売れ行きを調べました。6種類のジャムを試食販売した場合と、24種類のジャムを試食販売した場合の売れ行きの結果は興味深いものでした。6種類の場合は試食した人の30%がジャムを購入したのに対して、24種類の場合では購入者は3%にとどまったのでした[5]。著者たちは選択肢が多すぎると客はどれを選べばいいのか分からなくなり、考える(購入する)こと自体を諦めてしまう(決断のマヒ)と結論付けています。これは、われわれが講義中に受講者に伝える量にも当てはめることができるのではないでしょうか？

　アメリカのメリーランド大学救急医のMattu先生は心電図の講義が<u>上手なことで有名ですが、彼も1時間の講義にポイントを3〜4つに絞っています</u>[6]。どんな複雑な内容でも、誰にでも分かりやすく消化してそれを教授する。内容の形を変え、角度を変え、何度も繰り返しその限られたポイントを伝えることによって、講義の終わりにはMattu先生のメッセージがしっかりと残っています。

　どんな複雑な内容でもシンプルに分かりやすくそれを説明できないのは、講義するわれわれの勉強・努力が足りないからなのではないでしょうか？

2 Step 2: 主役はあなたであって、スライドではない[7]

　スライドの話を始める前に講義の主役と脇役をはっきりさせておきましょう。主役は話をしているあなたであり、スライドはあくまでも脇役という認識が大切です。つまり、受講生の視線がスライドに集中するようなら、あなたのスライドの作り方もしくは話し方に改善の余地があるのは間違いありません。そのためにスライドはシンプルにとどめておく必要があり、<u>参考までに受講者がスライドを見て3〜5秒以内に内容を把握できるのを目標としましょう</u>[8]。

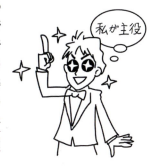

　では、具体的に見ていきます。3〜5秒以内に内容を把握するためには、スライドをシンプルに保つ必要があります。背景・文字・図表で何を本当に伝えたいかを考えてからスライド作成に取り掛かりましょう。

　まず背景ですが、目立ちすぎるのは禁物です。派手な色や幾何学的模様は控えるようにしましょう。写真を背景に用いることは問題ありませんが、<u>話す内容に関係する内容の写真であることが大切です</u>。また、写真を背景として用いる際に<u>写真のコントラストが強すぎる場合は、写真全体にぼかしを入れるとよいでしょう</u>。

　次に文字です。文字数は少ないに越したことはありません。可能ならキーワードー つだけで済ませられるならよりスマートですね。文字を減らすことのメリットは、受講者がスライドに釘付けにならない・情報過多にならない点です。文字は少な

めにしても、話が有意義なものであれば内容は充実したものとなるでしょう。どうしても文字を多く入れたいという方は、スライド1枚あたりに50字までに収めましょう。また、字の大きさは、せめて20ポイント台後半、できたら30ポイント台前半以上にします。これ以上小さいと部屋の大きさにもよりますが、講義室の後ろからスライドが見えづらくなります。字体は、明朝・Times New Romanなどのセリフ体はスライドに投影すると読みにくいので、Gothic・Arial・メイリオなどのサンセリフ体にしましょう。

　背景と字体の色の選択は悩ましいところです。背景と字体のコントラストを際立たせるために「反対色」を使用すると考えがちですが、今回は「膨張色」と「収縮色」

図2　見にくいスライド・見やすいスライド

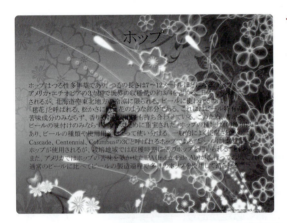
◀見にくいスライド

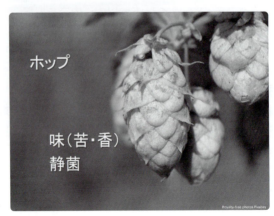
見やすいスライド▶

を意識してください。「膨張色」とは白、水色、黄色などの薄い色（写真で膨張しているように見える色）で、「収縮色」とは反対に黒、紺、小豆色などの濃い色（写真で絞まる色）です。背景に「収縮色」を用いた場合は、字体に「膨張色」を用いる（その逆の場合もあり）わけですが、どちらの組み合わせがいいのかは、状況によります。一般的に背景に「収縮色」を用いた場合の方が目は疲れません。それに対して、背景に「膨張色」を用いた場合は明るい部屋でもスライドが見やすいという長所があります（図2）。

3 Step 3: 講義は舞台

皆さんは、漫才を見ますか？ われわれがそれを見ていて飽きないのは、いくつか理由があります。

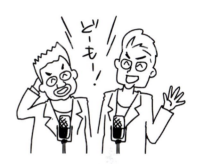

1つ目は、対話するように漫才をしているからです。ただ単にセリフを棒読みしていたら何の感動も笑いも起きません。客は自分たちに対して話しかけられていると認識しているから一体感を感じるのです。講義でも、受講者に話しかけるように話をすることを心掛けましょう。この際、話す内容を丸暗記しないこと（暗記しようとすると棒読みになる・忘れるとうろたえる）と視線を受講者に満遍なく向けることです。受講者全員を見るのは無理ですが、講義室を大きく3つ（大きい部屋の場合は5つ）に分けて、それぞれのグループを順に視線を向けて話をすると受講者全員に話をしている印象を与えることができます。

2つ目に、情熱を持つということです。芸人は漫才に命をかけています。言い換えれば情熱的なのです。その情熱を感じ取って、われわれもより親近感を持ったり、内容に納得したりできます。逆に想像してみてください、お通夜みたいな講義を。

3つ目、練習。われわれが見る芸人たちは華やかで、舞台での芝居はごく自然に見えます。しかし、それまでの練習量はわれわれ一般人の想像をはるかに超えたものです。プレゼンの神様と言われていたSteve JobsでさえもAppleの新商品の発表の前は数日間泊り込んで練習していたと言われてます[9]。アメリカの有名な作家、Malcom Gladwellは、さまざまな分野の第一人者が一流になる練習の時間数にはある闘値があると言っています。それは10,000時間です[10]。忙しいわれわれにはこの10,000時間は無理かもしれませんけど、巧みに講義をしたいなら練習は必要ということです。逆に言えば、練習すれば誰でもある程度は上手になるということなのです。

練習する際に役立つコツがあります。それは、「幽体離脱」です。要するに、ビデオで自分の講義の練習風景を撮るということです。自分の話すところを見るのは、かなり恥ずかしいですし、人によっては人生の汚点にもなりかねないですが、講義の技術向上には強力なツールです。まず、音声を消して自分の視線・ジェスチャー・表情などを見てみましょう。次に、音声のみを聞いて自分の話す時の癖（あのー、そのー、えーっと）・口調（スピード、聴きやすさ、抑揚）を把握しましょう。このビデオを見た後の改善点に気をつけて練習 ⇒ ビデオ ⇒ 改善を繰り返すと、講義が上手くなることは間違いありません。ただ、初めて自分の講義のビデオを見たときは、あまりのひどさに「幽体離脱」したまま戻って来られないかもしれませんので、気をつけてください！

4 補足

　人間の集中力は10 〜 15分過ぎると落ちると言われています[11]。そこで、講義中に10 〜 15分に一度、笑い・質問・雑談など入れることをお勧めします。時間に余裕があれば、グループワークなどを交えて能動的学習の要素を取り入れられたら、より教育効果が高いでしょう。

💡 若者対策 tips
- Kahootといった新しい教育ツールを駆使してinteractiveにしよう
- SNSなどに講義のポイントを投稿しよう
- 可能ならグループワークを積極的に取り入れよう

まとめ

❶ コアメッセージは3つまで
❷ 主役はあなたであって、スライドではない
❸ 講義は舞台

1) Lenz PH, McCallister JW, Luks AM, et al: Practical strategies for effective lectures. Ann Am Thorac Soc 2015; 12(4): 561-566.
2) Svinicki MD, McKeachie WJ: McKeachie's Teaching Tips: Strategies, Research and Theory for College and University Teachers. Boston, MA: Houghton-Mifflin, 2013.
3) Halleraker JH: The art of lecturing must be learned. Tidsskr Nor Laegeforen 2012; 132(2): 172-174.
4) Cowen N: The Magical Mystery Four: How is Working Memory Capacity Limited, and Why? Curr Dir Psychol Sci 2010; 19(1): 51-57.
5) Iyengar SS, Lepper MR: When choice is demotivating: can one desire too much of a good thing? J Pers Soc Psychol 2000; 79(6): 995-1006.
6) Mattu A: Speaking Like a Pro, 2011 ACEP Scientific Meeting.
7) Reynolds G: Presentation Zen : Simple Ideas on Presentation Design and Delivery. Berkeley, CA, New Riders, 2012.
8) Duarte N: HBR Guide to Persuasive Presentation. Boston, MA: Harvard Business Review Press, 2012.
9) Gallo C: The Presentation Secrets of Steve Jobs. New York: McGraw Hill, 2010.
10) Gladwell M: Outliers: The Story of Success. New York: Little, Brown and Co., 2008.
11) Hartley J, Davies IK: Note taking: A critical review. Program Learn Educ Tech 1978; 15: 207-224.

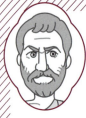

各論①-3

メンタリングについて
指導医自身の人生も豊かになる

◎ 尾原 晴雄

①メンタリングとは、どのようなものかを理解できる
②自分のメンター、メンティーを知る（自覚する）
③日々の研修医との関わりに、メンタリングの要素を意識できる

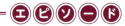

　実家近くの医学部6年生となったAさんは、卒業後の進路を悩んでいた。当時、初期臨床研修必修化前であり、医学部卒業生は母校や地元の大学に入局するのが当たり前であった。しかし、学生時代に海外での臨床実習を経験し、総合診療に興味を持ったAさんは、common diseaseをしっかり経験できる市中病院での研修を考えていた。実際に複数の病院を見学し、心はほぼ固まっていた。ところが、臨床実習で各診療科を回るたびに、「そんな病院に行って、どうするんだ？」「将来、二度と地元には戻れないぞ」など、さまざまな助言（？）を指導医からもらい、自分の考えは間違っているのでは、と不安になった。

　そこで、Aさんは所属する部活の顧問でもある、基礎医学系のB教授を訪ねた。その教授とは、普段から話をする機会が多く、飲み会では将来の夢を語り合ったり、海外実習の際にサポートをしてもらったり、学生生活でとてもお世話になっていた。Aさんが、率直に心が揺

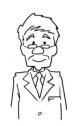
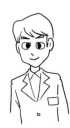

れていることを伝えると、「そんなの関係ない。行きたいと思ったところに行けばいい。」と、その教授はAさんの背中を押した。卒業後、Aさんは当初の希望を貫き、とある市中病院での研修を開始し、充実した研修生活を送った。

　Aさんは、研修期間中、修了後も年賀状などで、B教授とのやりとりを続けた。地元に帰省した際には、直接会って近況報告を行い、専門分野は異なるものの、さまざまな相談を行った。また、逆にB教授の方から、学生教育に関するアドバイスを求められ、Aさんは研修医としての経験をもとにコメントした。2人は、今でも年1回程度、直接話をする機会を作り、実りある時間を共有しているようだ。

● **メンタリングって何?**

　タイトルにある「メンタリング」という言葉を聞いたことがあるでしょうか？ メンタリングとは、ギリシャ時代の神話から生まれた言葉で、経験や知識が豊富である年長者（メンター）が、それらを持たない若年者（メンティー）のキャリア形成を促進するために、1対1で継続的に援助することを指します[1]。その結果として、双方向性の関係から両者ともにメリットを感じることも、メンタリングに含まれる大切な要素です。日本語では、恩師、師匠などに近いニュアンスですが、ピッタリくる言葉がなかったためか、そのまま外来語として使われることが多いです。読者の皆さん、自分自身のこれまでを振り返って、自分のメンターが誰に当たるのか、また誰のメンターになっていたのかを思い描きながら、本項を読み進めてみてください。

● **なぜ、メンタリング？**

　近年、医師の卒前から卒後、および生涯教育を通じて、メンタリングは重要な役割を果たすと言われており、指導医の役割の1つとして位置付けられています（**図**）[2,3]。とりわけ、医学研究者の養成においては、研究成果の達成、キャリア形成、研究資金獲得などが、メンターの存在の有無との明らかな関連を指摘されています[2]。研修医もメンターの重要性を感じており、メンターがいることで将来の進路決定がよりスムーズになると感じているという報告があります[4]。これらの医学教育領域におけるメンタリング研究のほとんどは欧米からの報告ですが、日本では従来からの医局制度におけるオーベンや教授、研修病院での指導医が、メンターと同様の役割を果たしてきたと言えるでしょう[5]。

図　指導医の12の役割

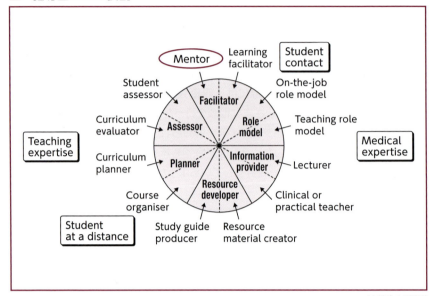

〔文献3)より引用〕

● メンターってどんなことをする人？

　メンターの果たす役割は、直接的にキャリア形成を促進するキャリア的機能と、精神的な安定やアイデンティティ向上を促す心理・社会的機能に大別されています[6]。具体的には、**表1**に挙げたような行動をとることで、メンティーの成長を支援していきますが、これらはメンタリングの状況に応じて、適宜変化すると言われています[6〜8]。

　また、1人のメンターが、これら全ての役割を果たしていることは珍しく、そのようなスーパーメンターはなかなかいません。実際には、必要性に応じて、得意分野別に複数のメンターを持っていることが多く、このようなメンターのネットワークの充実がキャリアにも良い影響を与えると言われています[9,10]。エピソードのAさんの例で言えば、学生時代から進路相談をしているB教授だけでなく、初期研修医時代に指導を受けた先生や、専門分野や研究の指導をしてくれた先生なども、メンターとして存在していたでしょう。指導医としては、自分の得意分野、性格、立場を考慮したメンターの役割を意識することが重要です。

　なお、メンターは経験豊富なベテランの年長者というイメージが本来の語源ですが、年代が近い人からこそ得られるものもあり、ピアメンターと呼ばれる役割もあると言われています。

表1　メンターの役割

	機能	具体的行動
●キャリア的機能	●教育	●臨床面では、技術、知識、態度などの指導を行う ●学術面では、研究手法、論文投稿の指導などを行う
	●ガイダンス	●フィードバックを与える ●振り返りを促す ●改善が必要なところを気付かせてあげる ●目標の明確化を手助けする ●進路の分岐点で、アドバイスを行う ●責任ある仕事を割り当てる
	●推薦、ネットワーキング	●同じ領域の専門家を紹介する ●研究費獲得や留学のために紹介状を作成する
	●保護	●非難された際に、盾になって守ってあげる
●心理・社会的機能	●ロールモデリング	●職業人、あるいは1人の人間としてお手本になる
	●精神的サポート	●弱さをみせることを許容する ●率直に感情、考えを表現する ●ストレスの対処を手助けする
	●ワークライフバランス	●メンティーの個人的問題を継続的にサポートする ●プライベートと仕事のバランスの取り方を手助けする
	●交友	●仕事以外でも、楽しく付き合いをする

●メンタリングの始まりと終わりは?

　もともとメンタリングは自然発生的なものであり、非公式な関係性を意味するものでした。ビジネス領域での研究によると、メンタリングの関係は、男女の恋愛関係と同様に、時間の経過とともにダイナミックに変化し、開始段階、養成段階、分離段階、再定義段階の4つの段階を持つと言われています(**表2**)[11]。メンティーの成長やお互いの役割の変化をしっかり認識し、段階に応じたメンタリングを提供することがメンターには求められます。

表2　メンタリングの4段階[11]より改変

段階	定義	内容
● 開始段階	● 期間は、最初の半年から1年 ● 関係が始まり、それが両者にとって重要になる	● 双方に肯定的な思いが湧いてくる。メンターは、教育、ガイダンスを提供する ● メンティーは、助手的な仕事を行い、教えてもらいたい希望を伝える ● 業務をめぐって、相互作用の機会がある
● 養成段階	● 2年から5年 ● キャリア的機能と心理・社会的機能が最大限に発揮される	● 実際に、期待していたものが得られるかどうか、お互いに確認しあう ● キャリア的機能が最初に形成される。その後、個人間のつながりが強くなるにつれて、心理社会的機能が発生してくる
● 分離段階	● 6ヵ月から2年間 ● 組織内での役割の変化や、感情面での変化が起こる	● メンティーが、徐々に自律的に仕事をするような機会を望む ● 仕事内容の変化により、相互作用の継続が限定され、メンタリング機能を果たす機会が減少する ● 時に、葛藤、不快感を伴うことがある
● 再定義段階	● 期間は不定 ● 分離段階を経て新しい関係性ができる	● 同僚同士のような交友になるか、関係性が終了する

　なお、最近ではメンタリングを"公式な"仕組みとして、組織内に導入するところが増えています。お見合いのような形でメンタリングの関係性を作り上げ、ある一定期間、定期的に面談等を実施するものが多く、導入にあたっては、以下にあげる点を確認する必要があるでしょう[12]。

- メンタリングプログラム導入の目的の確認と周知
- 対象の設定、メンターの募集とトレーニング方法
- マッチングの方法（例：将来の希望、出身大学等を考慮など）
- 誰がプログラム管理を行うか
- プログラムの評価方法

● 優れたメンターとは？

　では、優れたメンターには、どのような特徴があるでしょうか？　米国のある大学で推薦された優れたメンターについての研究調査では、以下の項目が挙げられました[13]。これらは、生まれ持った特性や地位よりも、本人の意識や獲得可能な

スキルを多く含んでいます。何よりも、後進を育てたいという気持ちが重要であると言えるでしょう。

- 情熱、思いやり、利他主義といった素晴らしい個人的特性
- 個別のニーズに合わせたキャリアガイド
- メンタリングへの時間を惜しまない
- 定期的に、適切な頻度で、質の高い面談を行う
- 仕事、プライベートの両面を支援する
- 学生・研修医が将来の良きメンターとなるように、自らがお手本となる

●うまくいくメンタリングのコツは?

　メンターの視点で、指導医によるメンタリングが成功するポイントを挙げてみます。成功の鍵は、なんといっても2名の間での化学反応がうまくいくかどうかです[14]。

1 日常の臨床現場での指導から、一歩踏み出すことを意識する
- 相談を持ちかけられた場合などは、頼りにされていると認識して、時間を割いてあげることも重要である

2 メンティーの考え、気持ちをよく聴く
- メンティーを映し出す鏡の役割を意識する
- こちらの考えを一方的に押し付けないようにする

3 メンティーがコンフォートゾーンから一歩踏み出すことを促し、チャレンジさせる
- 厳しさも時に必要(良好な関係が前提条件であるが)である
- 成功した際には、共に喜ぶ

4 分からないことは正直に認める
- 自分が全てを解決することにこだわらない
- 内容に応じて、適切な人を紹介することも重要である

5 メンティーの成長を認め、関係性の変化を受け入れる
- いつまでも自分が上だと、意地を張らない

6 将来は、メンティーが良きメンターとなるように、自分がrole modelとなることを意識する

●メンタリングに関するよくある誤解

誤解1 メンタルの問題だけを扱う
　カタカナ言葉が似ているせいか、精神的な問題への対応がメンタリングと誤解される場合があるが、キャリア支援から心理社会的側面まで、幅広い役割を担う

誤解2 メンタリングは、問題を抱えた研修医、学生にだけ必要
　"できる"研修医も含め、全ての学習者にとってメンタリングは有用である。また、指導医自身にもメンターの存在は大きな意味を持つ

誤解3 メンターになるには、飛び抜けた能力と経験年数が必要
　サポートしたいという気持ちがあれば、誰でもメンターになれる。それぞれの得意分野、性格、立場に応じたメンターの役割がある

誤解4 良いメンターは、全ての研修医、医学生にとって優れたメンターとなる
　物質の化学反応のように、メンタリングにも相性がある。有効な反応が生まれるかどうか見極めることが、メンター、メンティーどちらにも重要である

💡 若者対策 tips
- 近年、Facebook、LINEなどのSNSが普及し、メンタリングも従来の対面形式だけでなく、SNSを利用したやりとりが可能となった
- いわゆる"e-mentoring"を活用するためにも、指導医（特に、ベテラン）はある程度SNSのスキルを獲得しておきたい

まとめ
❶ メンタリングは、指導医の役割の1つとして重要
❷ 自分の得意分野、性格にあったメンタリングの実践を意識する
❸ 全ての研修医、問題点に対応出来るスーパーメンターはおらず、「適切な誰か」につなぐことも十分な役割の1つと言える
❹ 良きメンタリングの経験を通じて、指導医自身の医師人生も豊かになる

参考文献

1) Sambunjak D, Marusić A: Mentoring: what's in a name? JAMA 2009; 302(23): 2591-2592.
2) Sambunjak D, Straus SE, Marusić A: Mentoring in academic medicine: a systematic review. JAMA 2006; 296(9): 1103-1115.
3) Harden RM, Crosby J: AMEE Guide No 20: The good teacher is more than a lecturer-the twelve roles of the teacher. Medical teacher 2000; 22(4): 334-347.
4) Ramanan RA, Taylor WC, Davis RB, et al: Mentoring matters. Mentoring and career preparation in internal medicine residency training. J Gen Intern Med 2006; 21(4): 340-345.
5) Feldman MD: From the editors' desk: realizing the dream: mentorship in academic medicine. J Gen Intern Med 2012; 27(1): 1-2.
6) Kram KE: Mentoring at work: developmental relationships in organizational life. Glenview, Il: Scott Foresman; 1985.
7) Sambunjak D, Straus SE, Marusic A: A systematic review of qualitative research on the meaning and characteristics of mentoring in academic medicine. J Gen Intern Med 2010; 25(1): 72-78.
8) Schapira MM, Kalet A, Schwartz MD: Mentorship in general internal medicine: investment in our future. J Gen Intern Med 1992; 7(2): 248-251.
9) Higgins MC, Kram KE: Reconceptualizing mentoring at work: A developmental network perspective. Academy of management review 2001; 26(2): 264-288.
10) DeCastro R, Sambuco D, Ubel PA: Mentor networks in academic medicine: moving beyond a dyadic conception of mentoring for junior faculty researchers. Acad Med 2013; 88(4): 488-496.
11) Kram KE: Phases of the mentor relationship. Acad Manag J 1983; 26(4): 608-625.
12) McKimm J, Swanwick T: Clinical teaching made easy: A practical guide to teaching and learning in clinical setting. London, Quay Books, 2010.
13) Cho CS, Ramanan RA, Feldman MD: Defining the ideal qualities of mentorship: a qualitative analysis of the characteristics of outstanding mentors. Am J Med 2011; 124(5): 453-458.
14) Jackson VA, Palepu A, Szalacha L: "Having the right chemistry": a qualitative study of mentoring in academic medicine. Acad Med 2003; 78(3): 328-334.

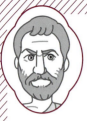

各論①-4

プロフェッショナリズムとは何か？
プロフェッショナリズムはグループで学ぶ

◎ 志賀 隆

学習目標
① プロフェッショナリズムの定義が難しいことを知る
② プロフェッショナリズムは教育可能であることを知る
③ プロフェッショナリズムは個人だけでなく集団で教育すべきことを知る

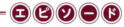

　指導医の田中先生は、熱心な小村先生のことを好意的に評価していた。しかし、小村先生のある傾向については少し気になっていた。
　ある忙しい土曜日の日勤の終了が近づいた17時30分ころであった。16時ころから85歳の独居の女性で、発熱にて来院された鈴木さんを診療していた小村先生は、手際よく発熱の原因が尿路感染であることを診断していた。適切に培養を提出して、抗菌薬をアンチバイオグラムに則って選択していることを指導医の田中先生にプレゼンテーションしていた。
「ところで小村先生、鈴木さんのディスポジションはどうしましょうか？」
と田中先生が訊いたところ
「尿路感染で適切に私が管理しているので帰宅できると思います。」
と自信満々に返答があった。
「小村先生は、鈴木さんの気持ちやご家族との連絡はされたんですか？」
との質問に対して小村先生は急に表情が変わった。

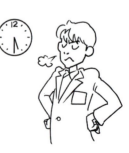

> 「田中先生！私のシフトは18時までです。医学的に適切な対応をしているのに高齢者の気持ちや家族連絡を求めないでください。彼女は帰宅できるので帰宅すればいいのです！」
> 　田中先生はやはり自分の懸念は当たっていたと再確認した。"優秀だがプロフェッショナリズムに問題がある"というのが田中先生が小村先生に感じていた点であったのだ。

● プロフェッショナリズムの教育はなぜ難しいのか

　前述のエピソードのような経験は科を問わず、多くの指導医が経験したことがあるのではないでしょうか？そして一部の指導医は「プロフェッショナリズムはもともとの育ち方によるものだから教えることなんてできないよ」と考えられるかもしれません。

　ではなぜ、プロフェッショナリズムの教育は難しいのでしょうか？その理由はプロフェッショナリズムの定義が定まらないところにあります[1),2)]。ただ、それでは議論が始まりません。そこで、医師のプロフェッショナリズムを考える上で端緒になる医師の歴史について考えてみましょう。医師は、科学者として科学を応用し、生物学的な側面で患者の治療にあたることが最も重要な能力と考えられます。実際、医学部での教育は洋の東西を問わず、生物学的な側面に偏っています。ただ、心理・社会的な側面で患者の治療に臨むことも同様に重要です。人間を治療する職業である医師には、癒し人としての歴史もあります。患者も医師に心理・生物学的な側面を強く望んでいます[3)]。

● プロフェッショナリズムの教育のポイント

　では、実際に過酷な研修生活をおくるレジデントにどのようにプロフェッショナリズムを教えたらいいのでしょうか？
　以下に10のポイントを紹介します[3),4)]。
　　①人間性を大事にする
　　②省察的実践を促す
　　③コミュニティ単位の省察
　　④レジデントの主観、感情を肯定する
　　⑤個々の成長のみならず、グループの成長へ注意を向ける
　　⑥裁量と規律を保つ
　　⑦シミュレーション
　　⑧社会正義

⑨評価とシステム改善をリンクさせる
⑩将来のプロフェッショナリズム管理者としてのレジデント

1 人間性を大事にする

レジデント生活は非常に多くのことを求められ、かつ多忙です。そして常にさまざまな角度から評価を受けます。その中で非常に強いストレスにさらされています。彼らが一番多くのことを学ぶのは身近な指導医であり、先輩のレジデントです。プロフェッショナリズムの教育はロールモデルとなる指導医や先輩のレジデントによるところが多いので、指導医や先輩は自身の人間性を大事にする必要があります[4), 5)]。

2 省察的実践を促す

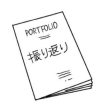

レジデントが自らの行動や思考を振り返り学習することがプロフェッショナリズムの涵養に必要です。そのためには、臨床の体験（難しい患者、終末期医療、多職種とのコミュニケーション、インシデントなど）を記録し、グループや指導医と議論することが必要になります。そこで有用な方法としてポートフォリオがあります。

3 コミュニティ単位の省察

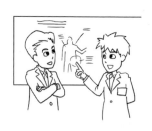

プロフェッショナリズムは前述のように定義を定めることが難しい能力です。他のメンバーとの議論がなければ、独りよがりになってしまう可能性が高いものです。そのため、見逃し症例やエラーについて検討するM&Mカンファレンスに参加し、事実を客観的に検証し、次への改善につなげることがプロフェッショナリズムの涵養に必要です。

4 レジデントの主観、感情を肯定する

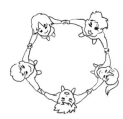

医学は科学ですが、客観的な細部に注目しているだけではレジデントのプロフェッショナリズムの涵養にはつながりません。実際、プロフェッショナリズムの中で重要である、「思いやり、敬意、共感」はそれぞれの主観から生まれます。「このレジデントには思いやりがない!」

と指導医が怒ってしまうというのは避けねばなりません。レジデントにプロフェッショナリズムがあり、学ぶ姿勢があることを前提に彼らの主体的成長を促すことが必要です。

5 個々の成長のみならず、グループの成長へ注意を向ける

実際の患者ケアは1対1ではなく複数の医療職によってなされるものです。医療者はチームケアにおける自身の役割、機能について理解し、チームの一員として協同する必要があります。そのため、プロフェッショナリズムの習得にもグループでの学習が不可欠です。

6 裁量と規律を保つ

医師にとって最も大事なのは裁量とよく言われます。しかし、裁量を保つためには自律性があることが不可欠です。過去の医療と比べ現代の医療では、エビデンスの集積によって医師の裁量が科学的根拠にあらがって許されることは少なくなりました。しっかりとしたエビデンスに基づいたプロトコルを作成し遵守することが求められています。一方で、確固としたエビデンスが確立している分野が全てではないし、医療の実行においては患者の価値観なども非常に大きな要素を持ちます。このように複数の制約の中で正しい判断をすることを指導医はレジデントに教育せねばなりません。

7 シミュレーション

シミュレーション教育は医学教育において実地的、参加的な学びを提供することを可能にするという革命を起こしました。プロフェッショナリズム教育においてもこれは例外ではありません。経験の少ないレジデントにとって難しい場面、患者、コミュニケーションを実際の臨床現場で体験

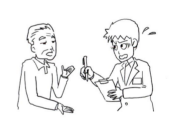

することは大きなストレスです。そのため、安全な環境で何度も学ぶことができるシミュレーション教育を活用すべきなのです。経験の少ないレジデントは臨床現場での判断の基準が画一的になってしまう傾向があります。これに対して、すぐれた臨床医は複数の意思決定パターンを体得しており、それを状況によって使い分けています。シミュレーション教育にて指導医の経験を実地的に学ぶべきなのです。

8 社会正義

レジデントは研修期間中に、富める患者を診療することも、貧しい患者を診療することもあります。この中で、必然的に社会における格差を実感するのです。そして、社会的弱者に対して社会資源・システムを利用して診療にあたります。診療を通じて社会のシステムを学ぶことがレジデントのプロフェッショナリズム教育にとって不可欠なのです。

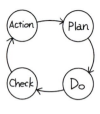

9 評価とシステム改善をリンクさせる

教育と診療を区別したシステムは万能ではありません。現在、診療アウトカムの改善を実際に質改善プログラムとしてレジデントが主体的に行うことは米国の卒後研修プログラムで必須の項目として求められています。このように実際にシステム改善に参加をして診療アウトカムの改善につなげることは、「単なる愚痴をこぼすだけの臨床家」からプロとしてチームに貢献する臨床家へレジデントを育てることになります。

10 将来のプロフェッショナリズム管理者としてのレジデント

時代は変わりレジデントの生きる世界はAIやロボットなどがより主流になっていくかもしれません。しかし、その中でも人間的な道徳、共感などが忘れられてはなりません。新しい時代のリーダーとなる彼らをどう育てるかを考えてプロフェッショナリズムを教育していくことが求められるのです。

プロフェッショナリズム教育は簡単ではありませんが、長い医師人生の中で最も大事なコンピテンシーです。ぜひ、みんなで協力し諦めずに伝えていければと思います。どうぞよろしくお願いいたします！

若者対策 tips
- 頭ごなしに指導医のプロフェッショナリズムを押し付けない
- 若者自身にプロフェッショナリズムがあると考え、人格を尊重する
- 若者自身が将来プロフェッショナリズム教育の主な存在となることを忘れない

> **まとめ**
>
> ❶ プロフェッショナリズムは教育可能である
> ❷ プロフェッショナリズム教育には実践と省察が必要である
> ❸ プロフェッショナリズム教育は集団にて学ぶことが必要である

参考文献

1) Cho CS, Delgado EM, Barg FK, et al: Resident perspectives on professionalism lack common consensus. Ann Emerg Med 2014; 63(1): 61-67.
2) Kinoshita, K Tsugawa Y, Barnett PB, et al: Challenging cases of professionalism in Japan: improvement in understanding of professional behaviors among Japanese residents between 2005 and 2013. BMC Med Educ 2015; 15: 42.
3) Adams J, Schmidt T, Sanders A, et al: Professionalism in emergency medicine. SAEM Ethics Committee. Society for Academic Emergency Medicine. Acad Emerg Med 1998; 5(12): 1193-1199.
4) クルーズ（著，編集），日本医学教育学会 倫理・プロフェッショナリズム委員会（監修，翻訳）：医療プロフェッショナリズム教育 理論と原則．日本評論社, 2012.
5) Tokhi R, Garmel GM: Resident professionalism in the emergency department. Cal J Emerg Med 2006; 7(3): 55-58.

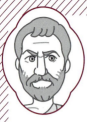

各論①-5

匠のフィードバック方法とは？
個別化と伴走がキーワード

◎山上 浩

学習目標
① フィードバックを理解する
② フィードバックのコツを知る
③ うまいフィードバックを実践する

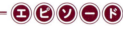

山田先生は気鋭の救急指導医で地域の柱となる救急病院の部門責任者をしている。ある日の日勤を終えた際に、研修医の田中先生にフィードバックをしようとしていた。

田中先生は一生懸命な初期研修医1年目で頑張っていた。しかし、2名の患者を同時に担当している際に、Aさんに出すべき点滴をBさんに処方してしまったところだった。

この件についてフィードバックをしようとして「田中先生今日は頑張っていたね！ 今日のシフトで学びになったこととか、気になったこととかあるかな？」と尋ねたところ「特にないです！ 複数患者をうまくマネージメントできてとても勉強になりました！ありがとうございます！」と明るい返事が帰ってきて指導医の山田先生はあぜんとしてしまった……。

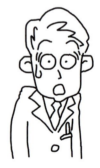

●フィードバックはどうしたらうまくいく？

　私は初期研修医と救急外来で仕事をすることが多く、適切な救急医療を患者さんに提供すると同時に、研修医を教育する必要があります。シフト中にフィードバックすべきことをメモし、シフト終了後には自省を促しつつ「今日学んだことは何ですか？」と聞きますが、「特にありません！」と元気に返事されることがあります……。だからこそ、われわれ上級医の出番があるのですが呆気にとられることも少なくありません。シフトが終わると早く帰りたい素振りを見せる研修医もいるため、シフト終了後にフィードバックするのは強制残業になってしまうのでしょうか……。フィードバックのタイミングにも頭を悩ます日々です。

　研修医は「研修医」なので判断が間違っていたり手技がうまくいかないことは当たり前です。しかし、彼らが将来指導する立場に成長するためには、間違いを間違いとして指摘し改善させるフィードバックが不可欠です。

　救急外来は混雑し、さらに時間的制約があるため忙しくてフィードバックができないという声も聞こえてきそうです。私はアラフォーに突入し、初期研修医とは一回り以上の年齢差があります。<u>自分が研修医だったころを棚に上げて「今年の研修医は…」と心で感じつつも言葉にしないように我慢</u>する毎日です。それでも時に感情的になり、フィードバックではなく「怒りの指導」になってしまうことも…。教育に不可欠だけど実行しにくいフィードバックはどうしたらうまくいくか、そのヒントがこの項にあります。

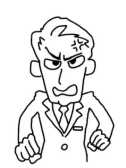

●フィードバックとは

　フィードバックとは相手の成長と変化を促す手段で、ジョハリの窓（**図**）[1]という対人関係から見た4つの自己のうち「自分は気付いていないが他人からは分かっている自己」「隠された自己」の中で改善しないといけない態度、行動を指摘し、気付かせ、改善させることが目的です。

　また、われわれがフィードバックする相手は立派な成人です。日々活用できるものを、指導者と学習者の協力のもと、<u>1人で解決できなかったことを共有して工夫し、学習者の経験を活かし、学習者の自尊心を傷つけないよう頭ごなしの否定・批判をせず肯定するという成人教育5原則を理解し、成人を教育していることを十分に認識した上でフィードバックする必要があります。</u>

　フィードバックは大きく、ポジティブフィードバック（奨励しそれを強化する）とネガティブフィードバック（改善点を指摘）に分けられます。ポジティブフィードバックは、いわゆる「褒め」で、与える側も受け取る側もストレスなくできますが、ネガティ

図　ジョハリの窓

	自分に分かっている	自分に分かっていない
他人に分かっている	**開放の窓** 「公開された自己」 (open self)	**盲点の窓** 「自分は気が付いていないものの、他人からは見られている自己」 (blind self)
他人に分かっていない	**秘密の窓** 「隠された自己」 (hidden self)	**未知の窓** 「誰からもまだ知られていない自己」 (unknown self)

〔文献1〕より改変〕

ブフィードバックは相手の失敗など改善点を指摘しなければならず、与える側には「相手との関係が悪くなったらどうしよう。叱っていると思われたら嫌だな」という感情が、受け取る側には「否定的なメッセージは聞かない」といった感情的バリアが生じやすいと言われます。つまり、フィードバックはお互いが、個人・組織の成長のために必要であることを共有し、決して罰を与えているのではないことを認識しないとうまくいきません。そして、フィードバックは指導医から研修医に向けてだけではなく、上下横あらゆる方向で行われるべきです。指導医が謙虚にフィードバックを受け入れる姿勢を持つことも、フィードバックを職場に根付かせる大切な要因です。また「何を言うか」ではなく「誰が言うか」も影響するため、指導医より同じ地位である同僚・仲間からのフィードバックがより効果的である可能性もあります[2]。

●匠のフィードバック10ステップス

フィードバックにはコツがあります。ただやみくもに改善点を指摘するだけでは十分な効果が期待できません。次に示す10個のコツを駆使して質の高いフィードバックを目指しましょう（**表1**）[3]。

表1　フィードバックの10ステップス

1. ポジティブフィードバックを与える
2. 具体的な行動・行為を観察し言及する
3. 前向きなフィードバックを与える
4. 学習者自身によるアセスメントを促す
5. 時間をしっかりとって（タイミングに配慮して）
6. 学習者を圧倒しない
7. 中立的な態度で
8. 学習者・指導者の共同作業で
9. 教育モデルを応用する
10. 改善のための策をアシストしフォローする

1 ポジティブフィードバックを与える

　有名なのがポジティブサンドウィッチという、最初に良くできた点を褒めた後に改善すべき点を指摘し、締めに再度良くできた点を褒める方法です。はじめに褒めることで受け手側をリラックスさせて本題に入るため学習者がフィードバックを受け入れやすくなるの

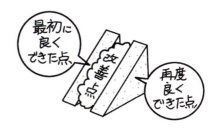

に加え、指導者も与えやすくなります。ただし相手は成人ですから、お世辞はすぐにばれることを意識しましょう。この人はお世辞ばかり言うと思われると信頼を失う可能性がありますから注意してください。

2 具体的な行動・行為を観察し言及する

　「そんなのはダメだ！」「もっと早くやりなさい」など抽象的な指摘ではなく、「心電図の確認まで来院して1時間かかるのは遅い」「家族から結果説明を求められたのに2時間もコンタクトをとらないのは問題だと思う」など具体的な行為・行動を指摘することが大切です。その際、その行動の背景となった思考や感情をも探索し本人に気付きを促すよう心掛けましょう。混雑やマルチタスクなどさまざまな要因に気付くことで改善の助けになります。

③ 前向きなフィードバックを与える

批判的に問題点を指摘するだけではなく、指導者と学習者が将来を見越し建設的に話し合えることが求められます。問題点を指摘したら「次からはどうしたらよいだろう?」「どうすればうまくいきますか?」など前向きな話し合いをしましょう。

④ 学習者自身によるアセスメントを促す

「あの患者にはこうするべきだ」など指導医が答えを伝えてしまうより、「今日は何か課題が見つかったかな?」と学習者自身に振り返りを促すようにしましょう。自分で課題を見つけて解決していくプロセスが何より重要です。

⑤ 時間をしっかりとって（タイミングに配慮して）

学習者が多忙な時にフィードバックをしようとしても、余裕が無く効果的ではないでしょう。学習者の手が空いた時やシフト終了後など時間的に余裕をもってフォードバックをしましょう。しかし、患者安全に関わるなど見過ごせない問題は速やかにフィードバック

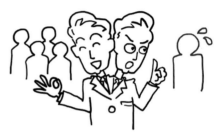

をすべきです。また、遅すぎるフィードバックは効果がないため、できるだけ速やかに与える必要があります。「鉄は熱いうちに打て。でも火傷しないように余裕を持って」ですね。

フィードバックを与える場所にも配慮しましょう。どんなに上手なネガティブフィードバックを受けていても、それを第三者に見られるのは嫌なものです。「褒める時は人前で。改善点の指摘は人目のないところで」を意識しましょう。

⑥ 学習者を圧倒しない

フィードバックは、あくまでも学習者の成長を促すものであり、指導者が感情的に圧倒してはいけません。指導者自身は、学習者のあくび、カルテを書きながら聞く態度など、イライラしてしまうトリガーをあらかじめ認識しておき、イライラしている場合はアンガーマネジメント（256頁）を行ってからフィードバックを与えましょう。

また、性格、習慣、出身大学、研修病院など変化できないことは指摘してはいけません。フィードバックが単なる個人攻撃にならないよう意識する必要があります。

学習者を圧倒させるのは指導者の態度だけではありません。フィードバックの

量も配慮が必要です。受け手側が受け止めきれない量のフィードバックは百害あって一利無しです[4]。

7 中立的な態度で

例えば、非典型的な胸痛で来院した急性大動脈解離の見逃しがあった時、「胸痛は全部解離の否定からって決まってるんだ。胸壁に圧痛があるから解離を除外した君の判断は間違っている」と、学習者に配慮しない頭ごなしの評価ではなく、「非典型的な解離って診断が難しいね。胸壁に圧痛があったとしても、明らかな外傷歴がなければ、やはり解離やACSを除外する診療姿勢が救急医として大切だと僕は思うけどどうだろう？」というように、指導者の経験や考えを押しつけすぎない中立的な立場が望ましいです。また、最初から批判的な意見に対しては聞く耳を持ってくれなくなります。指導者の意見がいつも正しいとは限りませんから。

8 学習者・指導者の共同作業で

3と重複しますが、フィードバックは共同作業です。指導者はフィードバックを与えたことで満足せず、学習者と共に考え解決策を見つけていく姿勢が求められてます。言いっぱなしは何もやっていないのと同じということですね。

9 教育モデルを応用する

フィードバックをそれ単独で行うのではなく、指導者の教育スタイルに合併してしまうのも良いでしょう。The One-Minutes Clinical Preceptorという教育法は5つのステップがあり、その中にポジティブフィードバックが含まれています（**表2**）[5]。フィードバックと教育を一緒にやれれば一石二鳥ですね。

表2　The One-Minutes Clinical Preceptor

1. Get a commitment
   （研修医に考えを聞き、診断もしくは検査を研修医に決定させる）
2. Probe for supporting evidence（その根拠を聞く）
3. Teach a general principal（一般論を提示する）
4. Provide positive feedback（できたことを褒める）
5. Provide constructive feedback（改善点を提示する）

10 改善のための策をアシストしフォローする

　フィードバックを与えたその場で問題が解決するわけではありません。学習者と共に具体的な解決方法・期限・再評価の方法を決定し、解決するまで繰り返しフォローアップを続ける必要があります。人間一人で物事を進めるよりは、監視してくれる誰かと期限を決めた方が物事は進みやすいですね。

💡 若者対策 tips

- フィードバックが実を結ぶには、時間がかかります。指導医は諦めずに、情熱を持ってフィードバックしましょう！
- 研修医へ与えるばかりではなく、指導医自身がフィードバックを積極的に受け入れる姿勢を見せましょう。研修医にも謙虚であることが大切です！
- 若者への小言にならないように！ 成長を見越したフィードバックを意識しましょう

まとめ

　これを読んだ指導医のあなたは、フィードバックをしたくて仕方がありませんね？ フィードバックがうまくなりたいなら実践あるのみです。学習者の将来を考え、10ステップを意識したひと味違うフィードバックをしていきましょう。

❶ フィードバックは絶好の教育チャンスと認識しましょう
❷ フィードバックは与える側も受け手側も、その必要性を共有する必要があります
❸ 知識は実行して初めて役立ちます。今日からフィードバックを実践しましょう

参考文献

1) I. ブロック, A. ロッキー, 他：フィードバックの与え方, 医学教育の教え方ポケットガイド. 西村書店, 2010.
2) Le Grand Rogers R, Narvaez Y, Venkatesh AK, et al: Improving emergency physician performance using audit and feedback: a systematic review. Am J Emerg Med 2015; 33 (10): 1505-1514.
3) Rogers RL, Mattu A, Winters ME, et al (Ed): Practical Teaching in Emergency Medicine 2nd Edition. Wiley-Blackwell, 2012.
4) Bienstock JL, Katz NT, Cox SM, et al; Association of Professors of Gynecology and Obstetrics Undergraduate Medical Education Committee: To the point: medical education reviews--providing feedback. Am J Obstet Gynecol 2007; 196 (6): 508-513.
5) Neher JO, Gordon KC, Meyer B, et al: A five-step "microskills" model of clinical teaching. J Am Board Fam Pract 1992; 5 (4): 419-424.

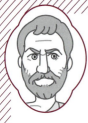

各論①-6

効果的な手技の指導法
手技は机上では学べない

◎ 東　秀律

学習目標
① 若者の特徴を知る
② 救急外来での手技指導は容易ではない
③ 指導法は psychomotor learning が有効

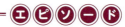

　先日、救急外来で敗血症の患者さんの診療中のことです。ICU入室が決まり中心静脈カテーテルを留置することとなったので、ローテーション中の初期研修医に経験してもらおうと思って声をかけました。彼は研修2ヵ月目でしたし、それまで私が中心静脈カテーテルを留置しているのを何度も見ているので手順はおおむね分かっているだろうと思っていたのですが、穿刺針の扱いが全くできていませんでした。見ていられなかったので途中で交代し無事手技は行えましたが、その後研修医に聞いてみると手技の流れも理解しておらず、一体この2ヵ月何を勉強してきたのかと呆れるばかりです。私が昔研修医だったころは、教科書を繰り返し読んで自分でイメージトレーニングし、気管挿管でも中心静脈カテーテル留置でも上級医の手技を見て技術を盗み、チャンスがあれば他の研修医と取り合ったものです。そういう熱意が今の研修医には感じられませんし、学ぼうという意欲がないのでしょうか。意欲のない者に手取り足取り教えなければいけないのでしょうか？

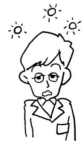

● ジェネレーションギャップは感じて当たり前

　「最近の若いやつは……」とは、いつの時代にも聞かれるセリフです。時代背景が違うのですから、世代の風潮や考え方、常識も変わるのは当然だと思った方が良いでしょう。では2017年現在において、若い世代（20〜30代前半）の特徴とはなんでしょうか？ 少子高齢化が進み、大学全入時代と言われるように同世代人口が少ない若年層は必然的に年配の世代に比べ世代間での競争経験が少ないケースが多いのではないでしょうか。積極性に乏しく、創造力が欠けていると自覚している人が多いという報告もされています[1]。平均寿命が延び、若年層は相対的に「子ども扱い」されやすい境遇にあり、年功序列が重んじられる日本では肩身の狭い思いを感じることが多いかもしれません。また、諸外国と比べ、うまくいくか分からないことに対して意欲的に取り組むという意識が低く、つまらない、やる気が出ないと感じる若者が多いという報告もあります[2]。これらはあくまで私見ですが、生まれ育った環境の違いを個人の責任にしてはいけません。上級医は学習者の背景をよく理解し考えた上で教育に当たる必要があります。また昔と違い、患者の権利意識も高まり、静脈ライン確保を失敗してもクレームがくるご時世です。失敗を恐れる気持ちは理解しましょう。指導方法に正しい、間違いというものはありませんが、本項では救急外来での侵襲的手技指導についての一つの方法論を述べたいと思います。

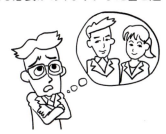

● 救急外来での手技指導の問題点

　患者の重症度が相対的に高く、手技の難易度も高い傾向にあります。中心静脈カテーテル留置でも内頸静脈が虚脱、鎮静されていない状態で確保しなければならない場合もありますし、気管挿管も手術室で行うのと違い患者の循環、呼吸状態が安定していないことが多いでしょう。麻酔科ローテーションが終わり気管挿管に自信がある研修医でも、救急外来で敗血症性ショックの患者に対して行う気管挿管が容易ではないことは想像に難くないでしょう。医師患者関係がまだ構築されておらず、失敗した場合の合併症も多いため訴訟のリスクも高いと言えます。混雑した救急外来では物品や人的資源も限られた状況で行わなければなりません。患者安全に最大限の配慮を行いながら効率的に学習者を指導する必要があるのです。

● Psychomotor Learning

　かつては"see one, do one, teach one"つまり、手技を見て覚え、監督

下に行い、人に教えられるようになれば良いという指導法が取られることが多かったのですが、救急外来の特殊性、患者安全の面から効率的とは言えません。今回紹介するpsychomotor learningという指導法は4つの段階からなります（**表**）[3]。

表 Psychomotor Learning

conceptualization（概念化）	適応と合併症の理解、手技の全体像の理解、用いる器具の把握
visualization（視覚化）	デモを観察
verbalization（言語化）	デモを見ながらそれぞれの操作を言葉で説明
guided-practice（指導下での実践）	監督下にシミュレータ、患者で実践

1 Conceptualization（概念化）

　学習者にはいかなる場合でも行う手技について学ぶ機会を与えましょう。準備なしに手技をさせるのはもちろん、観察させても何のことかさっぱり理解できないでしょう。忙しい救急外来ですから、ローテーション前など勤務外の時間を利用して学習するのが望ましいでしょう。スキルラボやシミュレーション教育、eラーニング、ビデオ教材などさまざまなツールが利用可能です。ここで手技を行うのに必要な情報（適応、禁忌、使用する器具、薬剤、アウトカム、合併症とその対処方法）を理解します。近年ではインターネット上の動画サイト（YouTubeなど）でも手技の動画を見ることができるようになりました。ぜひ活用してみてください。

2 Visualization（視覚化）

　概念を理解した上で、熟練者が行う手技を観察します。可能な限り学習者は術者と同じ視点から観察し、術者からどのように見えているのかを知ることが重要です。

3 Verbalization（言語化）

　指導者は手技を口頭で説明しながら行い、学習者に見せます。手技の段階を一つずつ詳細に解説を行い、学習者には自由に質問できるように促します。超音波ガイド下の中心静脈カテーテル留置を例にとると、穿刺針の刺入の角度、針の

持ち方、超音波プローベの動かし方、ガイドワイヤーの位置確認の方法などを詳細に言語化して見せます[4]。

4 Guided-practice（指導下での実践）

　指導者の監督のもと、実際に学習者に一つ一つの手技のステップを行わせます。患者に行う場合には事前に患者に了承を得ることで学習者へのストレスを軽減します。シミュレータでまず行わせるのも有用です。この時点で学習者はそれぞれのステップを言語化できている必要があり、手技に誤りがある場合にはその場で中断させ指導者は修正します。そのためにも手技を行う前に患者と学習者には誤りがあれば途中で遮られる可能性があることを伝えておきます。いきなり中断させて指導すると萎縮してしまう学習者もいます。

●指導を行う上での落とし穴

1 細かいスキル（針の持ち方、超音波プローベの持ち方、清潔操作など）ができて当然のものとしてしまう

　学習者の知識やスキルが指導者と同じと考えてはいけません。当たり前と思われるものでも重要なスキルですので、きちんと説明、指導しましょう。

2 学習環境を適切に設定しない

　見るからにトラブルが起こりそうな患者や一刻を争うような重症患者相手に実践させてはいけません。学習者が緊張してしまったり、過度なストレスをかけることは学習にとっては逆効果でしかありません。

3 手技の観察を術者と異なった視点からさせてしまう

　例えば中心静脈カテーテル留置では、穿刺針の操作を超音波モニターから視線をずらさずに行うのがポイントですが、ベッドサイドからの観察ではこのスキルがうまく伝わりません。術者の後ろから同じ視点での観察が望ましいのです。

4 標準的な手技の指導をしない

　熟練者は自分なりのテクニックを少なからず持っているものですが、初学者に指導する場合は標準的な方法を指導しましょう。経験数が増えてくればオリジナルの「コツ」を教えてもよいですが、初学者に同じことをしても混乱を招くだけです。

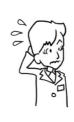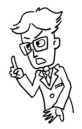

5 誤りをその場で訂正しない

その場で訂正しないと誤った手技が記憶として残ってしまいますし、患者安全の面でも望ましくありません。

6 指導後にフィードバックを行わない

ポジティブフィードバックだけではなくネガティブフィードバックも行う必要があります。特に失敗した場合には以後の前向きな学習効果を作り出すためにも、面と向かって行いましょう。<u>手技を行った直後に行うのが最も効果的で、間違いに対して建設的な指摘を行い、うまくできた部分もきちんと褒めましょう。</u>

💡 若者対策 tips
- 世代間のギャップはあって当然
- 指導者からギャップを埋めるように導く
- 若者世代の長所を生かした指導を心掛ける

まとめ

❶ 若者の特性を知った上での指導が大事
❷ Psychomotor learning を使ってみよう!

参考文献

1) 三菱UFJリサーチ&コンサルティング 2016年度新入社員意識調査アンケート結果 http://www.murc.jp/thinktank/economy/analysis/research/report_160506.pdf
2) 内閣府 今を生きる若者の意識〜国際比較からみえてくるもの〜 http://www8.cao.go.jp/youth/whitepaper/h26gaiyou/tokushu.html
3) Rogers RL, Mattu A, Winters ME (Ed): Practical Teaching in Emergency Medicine (2nd ed). Wiley-Blackwell, 2012.
4) Peltan ID, Shiga T, Gordon JA, et al; Simulation Improves Procedural Protocol Adherence During Central Venous Catheter Placement: A Randomized Controlled Trial. Simul Healthc 2015; 10(5): 270-276.

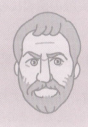

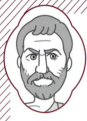

各論①-7

ジャーナルクラブ
患者のために論文を読むのだ

◎ 名郷 直樹

学習目標

① ジャーナルクラブに適切な論文を選ぶことができる
② ジャーナルクラブを定期的に開催できる
③ 読んだ論文を実際の患者に役立てることができる

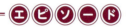
エピソード

　私の研修医時代のことです。私もかつて若者で、初期研修医として、各科のローテート研修をしていました。その各科で研修医が当番で発表する抄読会、ジャーナルクラブがありました。通常の仕事にキリがついて、論文を探し始めるのが抄読会前日の夜遅く。当時はインターネットもなく、病院の貧弱な図書館にある雑誌から選ぶしかありません。その時の目安は、短くて英語が読みやすい論文、それだけ。そんな基準で論文を選んで、読み始めるのが日の変わるころ。何とか読み終わって、日本語のサマリーと図表のコピーを貼ったレジメを作り終わるのは日が昇るころ。そして、朝7時半からの抄読会に、徹夜同然で出かけると、まだ誰も来ていません。少し時間に遅れて何人かが集まると、そろそろ始めようかとなるのですが、始まったところで、研修医が適当に選んで適当に読んだ論文に、誰も興味はなく、多くの人はうつむいて目をつぶって、起きているのか寝ているのか、そんな感じ。そうこうするうちに30分が経過し、みんな通常業務へと去っていきます。いったい何のためなのか、このジャーナルクラブは。研修医をいじめるためですか？

● EBMとの出会い

　エピソードにあるように、論文を読むという行為が患者に提供する医療に影響するなんてことに思いもよらず、単なる義務として、上の先生から「やれ」と言われてやっているだけ、それが当時の私自身にとっての抄読会でした。そんな抄読会が、あるいは論文を読むという行為が、まったく違ったものとして、私自身の前に現れたのは1991年秋のことです。

　それは全くの偶然としか言いようのないことでした。初期研修を終えた直後の4年間のへき地診療所勤務が終わりに近づき、専門研修を全くすることなく、医師としてもうすぐ7年目を迎えようとしていた私は、特にこういう医師になりたいというビジョンもなく、目的を見失って、途方に暮れていました。具体的な後期研修のあてもなく、何を研修しようということもなく、とりあえず母校自治医大に戻って、少し休憩して出直そうかという気持でした。そこで当時の自治医大の先輩に、「何か予習するといいような本があれば教えてください」と聞いたところ、「Sackettの"Clinical Epidemiology"[1]を読んでから来なさい」と言うのです。

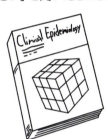

　当時「epidemiology」が疫学であるということさえ知らなかった私ですが、別に勉強したいことがあったわけでもなく、その言いつけ通りにSackettの"Clinical Epidemiology"を読みました。そして、そこで意外な転機が突然訪れたのです。

● 真のアウトカムの重要性

　そこに書かれていたのは、今でいう「EBM」の実践方法でした。個別の患者の問題を解決するために、問題を明らかにし、論文検索をし、情報収集をし、論文を選び、批判的に読み込んで、日々の臨床に役立てていく方法です。今ではEBMの5つのステップ（**表1**）として明示された方法の原型が、そこには書かれていました。

　その内容は驚きの連続で、先輩の勧めによりたまたま手にしたにもかかわらず、読むのが止まらなくなるほどでした。その中で最初に衝撃を受けたのは、コレステロールについての以下のような記述です。

　「クロフィブラートでコレステロール値が下がって、心筋梗塞が減少しても、死亡が増えたという事実があり、真のアウトカムで治療効果を評価すべきである（**表2**）」

表1　EBMの5つのステップ

1. 患者の問題の定式化
2. 問題についての情報収集
3. 情報の批判的吟味
4. 情報の患者への適用
5. 1～4のステップの評価

コレステロール値が下がった（代用のアウトカム）と言って喜んでいてはいけない。その結果、寿命を縮めているかもしれない（真のアウトカム）。事実そういう結果を示した論文がある。こういう論文を知らずに、高コレステロール血症の治療をしていると、患者に役立つどころか、害を及ぼすだけではないか。

表2　高コレステロール血症に対するクロフィブラートの効果

	プラセボ	クロフィブラート
血清コレステロール値の変化	1%	9%
1,000人あたりの非致死性の心筋梗塞	7.2	5.8
1,000人あたりの致死性、非致死性の心筋梗塞	8.9	7.4
1,000人あたりの死亡	5.2	6.2

〔文献1）より引用〕

　コレステロール値を下げれば心筋梗塞が予防でき、寿命が延びるというのは、ほとんど自明のことだと考えていた私にとって、決定的な態度の変更を迫る事実の判明でした。コレステロール値を下げるというレベルでなく、心筋梗塞を予防し、さらには寿命を延ばすというレベルの研究論文をきちんとチェックしなければ、まともな臨床医として働くことはできない。実際の論文を知らないということは何と恐ろしいことか、そうはっきり自覚したのです。
　これは今では、「真のアウトカムを評価した論文を読まなければならない」という論文の選択の際に最も重要な基準として明確になっています。

● EBMの実践からジャーナルクラブへ

　診療所時代の大きな疑問の一つに、「収縮期血圧だけ高い高齢者が多くいるが、本当に治療が必要なのだろうか」というものがありましたが、この疑問について、Sackettの本に書いてある通りに、検索して論文を探すと、SHEP研究[2]という論文にたどり着きました。それを読むと、1991年の発表で、高齢者の孤立性収縮期高血圧患者を対象に、降圧治療により、脳卒中予防効果を初めて明らかにしたランダム化比較試験の論文だと記載されています。私が診療所に勤務してい

たのは1988年から1992年の3月ですから、少なくとも1991年以前には、高齢者の収縮期高血圧を治療して脳卒中を予防できるという研究は一つもなく、治療すべきかどうか、はっきりとは分かっていなかったということになります。

この事実も、私に一つのことを明確にしました。多くの医者は高齢者の孤立性収縮期高血圧に対し、脳卒中が予防できるのか分からないままに降圧治療をしていた、ということです。もちろん私自身も分かっていなかったわけですが、Sackettを読んで、その分からない問題に対して、真のアウトカムを評価したランダム化比較試験か、そのメタ分析を探して読めばよい、ということが分かりました。

ここで私が進む方向はおのずと決まったように思います。今まで私が何となく治療してきた、高血圧や糖尿病、高コレステロール血症について、真のアウトカムで評価したランダム化比較試験を探し出して、全部読もう。それは読まなければならないというようなものではなく、そうした論文が読みたくてたまらないという感じでした。

日々の臨床をEBMの実践なしに行うことはできない。そのためには論文を読むことがどうしても必要だ。EBMの実践方法を知り、そんなふうにやらざる得ない状況に追い込まれ、ただ追い込まれただけではなく、そこから抜け出す方法も同時に得て、自分自身が進む方向性が明らかになったわけです。

そうなると、へき地の診療所で論文を一人で読むよりは、それぞれのへき地で働く医師と合同でジャーナルクラブを開催して、みんなで読んだほうがいい。よし、毎週ジャーナルクラブを開催しよう、となったわけです。1995年の2度目の診療所勤務のころです。

これをきっかけに、愛知県のへき地の診療所をテレビ電話でつないでジャーナルクラブを行うようになったのですが、20年以上を経過した今も、このジャーナルクラブは月1回の頻度で開催され続けています。

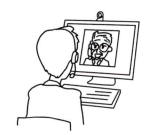

●日々のEBMの実践をジャーナルクラブにつなげる

長い前置きを書きましたが、ジャーナルクラブの開催に当たって最も大事なことは、「論文を読まずに診療することなどできない」ということを、いかに分かってもらうかということだと思います。

とかく若い医師は、ポイントだけを教えてくれ、とりあえずどうすればいいか分かりたい、そうなりがちですが、それこそ研修時代の最も大きな落とし穴でしょう。そのポイントはここだとか、この患者にこうすればいいという背後には、必ず臨床研究の結果があります。そして、そこまでたどってみると、日々行われている医

療がいかに危ういものであるかが分かります。その危うさに気付くことが、ジャーナルクラブに対して最も大きな動機付けになります。

　私は、EBMの実践を繰り返す中でそれが明確になりました。つまり、日々のEBMの実践をルーチン化することが、ジャーナルクラブの必要性を必然的にもたらしてくれた、というのが私自身の経験です。

●実際のジャーナルクラブの開催

　それでは最後に実際のジャーナルクラブの開催のポイントをまとめておきたいと思います。

　まずは自身の研修医時代の悲しい経験を踏まえ、当番を決めず、準備せず、その場で、みんなで読む、というスタイルを重視します（**表3**）。ただその場で読むといっても、やみくもに読むのでは論文の内容を批判的につかむことは困難です。そのため、一定の公式に沿って読んでいきます。これは「歩きながら論文を読む法」として完成されたものがあり[3]、研究デザインごとに決められた公式を使い、まずは公式に沿った部分だけを拾い読みするという形で読むのがおすすめです。研修医時代に、いきなり論文全体を日本語訳にして、などと言われて、ジャーナルクラブ恐怖症になった経験からすれば、論文を読む負担を軽減しながら開催するというのがとても重要なポイントだからです。

　治療に関する原著論文、メタ分析の論文、観察研究の論文を読む公式を**表4**に示します。さらに詳しいポイントや細かい進め方については、拙著[3]で1冊を通して研修医と指導医で開催するジャーナルクラブを模して書いてありますから、それを参考にしながら、徐々に細部まで読み込んでいけるように進めていくのが良いと思います。

　さらに論文を読むだけでなく、読んだ論文を実際の臨床の現場でどう利用するか議論する時間を重視します。ジャーナルクラブの目的は、論文を読むことではなく、読んだ論文を実際の現場で利用できるようにすること、といったほうがいいかもしれません。指導医が患者役をして、研修医、レジデントに論文結果を説明させるというようなロールプレイは有効な方法だと思います。

　あとどう開催するかだけでなく、どういった論文を選ぶかも重要です。EBMスタイルというと、分から

表3　ジャーナルクラブの掟

- 準備しない
- その場で読む
- みんなで読む
- 公式に沿って読む
- 実際に結果をどう使うかを議論
- ロールプレイを用いるとよい

表4　歩きながら論文を読む

 治療の原著論文編
  ① 論文のPECOを読む
  ② ランダム化かどうか読む
  ③ 一次アウトカムの結果を読む
 治療のメタ分析論文編
  ① 論文のPECOを読む
  ② ランダム化比較試験のメタ分析かどうか読む
  ③ 一次アウトカムの結果を読む
 観察研究編
  ① 論文のPECOを読む
  ② 研究デザインを読む
  ③ 調整された交絡因子を読む
  ④ 結果を読む

P：Patient（どんな患者に）
E：Exposure（どんな治療、検査をして）
C：Comparison（何と比較して）
O：Outcome（どんなアウトカムの変化があるか）

表5　論文の選び方

これまでの経験・知識に対して、付加的な勉強として
① 歴史的な論文
② 当たり前と思われていることについて
③ 現在行っている医療について
④ 自分自身の得意分野で
⑤ 最新の論文で
⑥ 患者にとって重要な問題で
⑦ 自分自身の興味がある問題で

ないことについて論文を探して、と思われるかもしれませんが、それは研修医向けではあまりうまくいきません。むしろまずはランドマークスタディと呼ばれるような歴史的に重要な論文を題材にしたり、日々当たり前に行っている診断や治療そのものについての論文を読むのがいいと思います（表5）。

　さらに論文を読んだ結果を患者に生かす、というようなジャーナルクラブにするためには、それまでの一般的な事項がある程度理解できた上で、追加の勉強として新しい論文を読むという形にならなければ、実際の臨床への反映は困難です。ある程度分かっていることについて、追加の勉強としてのジャーナルクラブの利用、これが成功の秘訣です。

若者対策 tips
- 論文が実臨床に生きることを実感するには時間がかかる。焦らず向き合う
- ジャーナルクラブの負担を極力減らし、日々の業務への影響を最小限にする
- 指導医自身がジャーナルクラブで読んだ論文によって診療を変えている

まとめ

　患者のためにこそ論文を読むことが必要で、患者のために読むからこそ、仕事の負担を増やさないような、ストレスの少ない継続的なジャーナルクラブの開催が必要です。そのためには、日々のEBMの実践が不可欠で、その延長上の追加の勉強方法として、定期的なジャーナルクラブを、論文を読むだけでなく、その論文を実際の臨床現場でどう生かすかを議論し、臨床に反映させていくための一手法として位置付けることが重要です。

参考文献

1) Sackett DL, Haynes RB, Guyatt GH, et al: Clinical Epidemiology, a basic science for clinical medicine (2nd ed). Boston, Little Brown and Company, 1991.
2) SHEP Cooperative Research Group: Prevention of stroke by antihypertensive drug treatment in older persons with isolated systolic hypertension. Final results of the Systolic Hypertension in the Elderly Program (SHEP). JAMA 1991; 265(24): 3255-3264.
3) 名郷直樹：ステップアップEBM実践ワークブック. 南江堂, 2009.

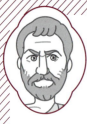

各論①-8

ICTと教育
テクノロジーは使うもの、使われてはならない

◎ 近藤 貴士郎

学習目標
① 若者は何を使っているかを知る
② 情報の収集、検索、共有をやってみる
③ 情報リテラシーとは何かを知る

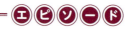

　とある科でのカンファレンス。いつものように初期研修医A先生に向かって指導医C先生が厳しいツッコミを入れます。ところがその日はA先生にとっては難しい質問だったようで答えることができず、A先生はサッとスマホを取り出し調べ始めましたが、もたもたしていると、C先生が「今どき何でもかんでもすぐにスマホ出して……そんなものはけしからん!」と怒り出してしまいました。その場は何とか乗り切ったものの、カンファレンスが終わってから後期研修医B先生がA先生をフォローしようと「今度の論文抄読会、ちょうどいいから〇〇のこと調べてまとめてみてよ」と課題を出しました。後日、B先生がA先生の作成した資料をチェックしようと目を通していて愕然としました。そこにはB先生がたまたま目にしたブログの内容がそのまま書いてあったのです。

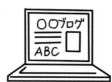

● はじめに

　ICT（Information and Communication Technology：情報通信技術）とは「あらゆる情報をコンピューターを使って処理する技術」のことで、何だか難しい言葉のように聞こえますが、実は私たちの身の回りにすでに浸透しています。例えばパソコンを使えば、何か調べ物をするにも図書館に行かずに済みますし、買い物もネット上でできるようになりました。また、スマートフォン（スマホ）を使ってLINEやtwitterで友人といつでもどこでも気軽にコミュニケーションが可能ということは、ひと昔前では考えられなかったことです。しかし、20代の若い世代にとっては、物心ついたころから周囲には携帯電話があふれ、インターネットが当たり前という世界に生きています。この世代は、"デジタルネイティブ"や"ネット世代"などと言われ、コンピューター機器や新しいサービスへの親和性が高い一方で、従来の教育方法とは学習スタイルも異なるのではないかとの懸念もありました。ところがそのような懸念の論拠は乏しいとされ[1]、世代間のギャップにはそれほどこだわらなくてもよさそうです。むしろ、この世代が慣れ親しんでいるコンピューター機器やサービスを、卒後教育や医療の現場で活用させてあげたいものです。

　医学教育でのICTの活用法としては、eラーニングによる自己学習支援や、eポートフォリオの活用、オンラインでの文献検索、さらには心肺蘇生などで使われるシミュレータなどがあります。ほかにもさまざまなソフトやツール、デバイスがあり、正しく使えば効率よく教育できるという点でICTの応用はとても威力を発揮します。しかし、指導者としては医療現場という特性を考えて、限られた時間の中で膨大な情報源からいかにして知りたい情報を探し出し、それが信頼できる情報かを判断する能力だけでなく、個人情報を適切に扱う方法や、情報発信する際に注意すべきことも教育する必要があります。

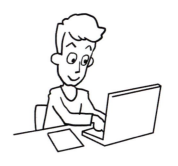

● 若者は何を使っているか

　まず、今どきの若者がどんなデバイスやツールを使っているかを知ることから始めましょう。総務省の平成27年の調査[2]によれば、20代の93%がスマホを保有し、インターネット端末としては91%がスマホを利用していて、パソコンの73%を上回っています。また、ソーシャルネットワーキングサービス（SNS）は72%が使っていて、これも年齢階層別ではトップです。つまり、20代のほとんどがインターネットのためにスマホを利用すると考えてよいでしょう。読者の多くの皆さんが20代のころは、インターネットを使うためには医局や図書館に出向いてデスクトップPC

を使って最新の文献を検索し、持ち歩きたい情報はメモ帳に手書きするか、ポケットサイズの電子辞書やPDA（Personal Digital Assistant）を使っていた人も多いと思います。しかし今は、誰もが持っているスマホで、いつでもどこでもインターネットで最新の情報を得ることができ、また文字情報だけでなく、画像や動画でさえ持ち歩ける時代になったのです。ほとんどの若者が持っているスマホをうまく活用することがポイントの一つといえます。

◉情報の収集、検索、共有に有用

　スマホの強みは何と言っても、手元でパソコンと同等の機能が使えることです。また、さまざまなアプリを追加して自分の欲しい機能を使いやすいようにカスタマイズすることができます。教科書やマニュアルなどを電子化して入れることもできますし、インターネットに接続すればその場で論文検索も可能です。医学知識が膨大になる中で、まさに自分の脳の代わりの外部記憶装置としての強みを発揮します。また、研修医が各診療科でメモしたことをスマホに保存することも珍しくなくなりました。最近では文字情報だけでなく、音声や写真、動画としてメモを残すことも簡単にできるようになりました。指導者としては、教科書的な知識量はスマホに勝てませんが、「どこを調べれば欲しい情報が得られるか」「目の前の患者にその知識をどう適応できるか」「その知識の根拠はどういったものか」を教えることが必要になってきます。また、気軽にスマホを使ってしまうあまり、患者さんの前で断りなくスマホを使ってしまうことや、ましてや無断で写真を撮るのはトラブルの元になるので注意が必要です。

　情報を収集するにあたって、どこにどういう情報が入っているかをすぐに探すことができないとせっかくのスマホも威力を発揮できません。「あれ、あそこに入っているはずだけど、どこにいったかなー」ということはよく経験すると思います。実はこの情報を検索するという活用は、スマホに限らずコンピューターならではの機能です。教科書ですと目次や索引からですし、自作のメモ帳では付箋で目印を付けるなどできますが、目的の情報に到達するには時間がかかります。コンピューターを使えば、キーワードさえ指定すれば目的の情報に簡単にたどり着くことができます。インターネット上の情報をGoogleなどのサイトで検索できるように、自分のデバイス内の情報を簡単に検索できますが、カンファレンス中にサッと調べようと思っても情報が出てこなければA先生のようになってしまいますので情報の整理には工夫が必要です。情報を整理するアプリはEvernoteが有名ですが、Google KeepやMicrosoft OneNoteなどさまざまなものがあります。

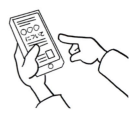

皆さんも自分に合った整理法を探してみるとよいでしょう。
　またスマホでグループを作り知識を共有することも可能です。例えば私の施設では、研修医同士でLINEグループを作り、ERで勉強になった症例や連絡事項などを共有しています。リアルタイムで共有できますし、研修医全員が集まる機会はなかなかないので、研修医への連絡にはとても重宝しています。

●情報リテラシーの教育も重要

　ここまでは情報の収集や検索、共有にスマホがとても活用できるというところをみてきましたが、その一方で、情報をどう適切に処理するかという、いわゆる情報リテラシーを教育することも重要です。ここでは、次の3点をみていきます。

1 情報の信頼性の判断

　一つ目は、収集した情報が信頼するに値するかを検討しなくてはならないということです。研修医が疑問をインターネットで調べる時、いきなりPubMedで原著論文を探しに行く人は少ないと思います。まずは、Googleなどで日本語で検索する人が多いのではないでしょうか。インターネット上ではさまざまな医学情報があふれていて、巷の噂レベルから論文の解説まで玉石混交です。しかし、検索サイトの上位に出てくる情報が信頼できるかというとそうとは限りません。いくら日本語で分かりやすい情報であっても、それが信頼できる情報かどうかは別問題です。情報の出どころを確認するなど信頼性を確認しましょう（**表1**）。「インターネット上の医療情報の利用の手引き」[3]は一般向けですが、医療者でも参考になりますので一読をお勧めします。研修医とはいえ医療のプロとして、最も信頼できる情報源である原著論文にあたって、信頼できる情報を利用する姿勢を習得させることは重要です。さらに言えば、論文だからといって鵜呑みにせず、批判的吟味をするのが理想です。A先生の場合、ブログの内容をコピーしたことはもちろん

表1　信頼できる情報とは

1 情報提供の主体が明確なサイトの情報を利用する
2 営利性のない情報を利用する
3 客観的な裏付けがある科学的な情報を利用する
4 公共の医療機関、公的研究機関により提供される医療情報を主に利用する
5 常に新しい情報を利用する
6 複数の情報源を比較検討する

〔文献3）より抜粋〕

問題で、引用と剽窃を区別することは当然指導すべきですが、ブログの内容が信頼できるかということにも注意を払う必要があります。

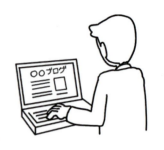

2 個人情報の扱い方

　医療の現場ではどうしても個人情報を扱うことは避けられず、情報の管理には細心の注意を払う必要があります。特にインターネットなどの外部のネットワークと接続された端末を利用する場合は、情報漏えいの危険性を常に認識しておかなくてはなりません。個人情報保護法が平成29年5月30日に改正され、匿名化されている情報であっても「他の情報と容易に照合することができ、それにより特定の個人を識別することができることとなるもの」についても個人情報に含まれることになったので注意が必要です。研修医が個人の端末に患者の情報を保存している場合、どんな情報を保存しているかを確認しておきましょう。具体的には文献[4]を参照すると同時に、施設ごとのルールがある場合は確認してください。

3 情報発信の仕方

　近年は、医師自らブログやFacebookなどソーシャルメディアで情報を発信することも増えてきました。適切に運用すれば新しく得た知識をシェアすることで議論を深めることや、患者さんへ広く知識を啓発することにも利用でき、とても有用です。しかし、投稿者の個人が特定できる不適切な形で発信していることも散見され、プライベートな情報と区別しなければなりません。米国では新人医師の72％がプロフィールを公開し、そのうち40％が不適切な投稿をしていたという研究[5]もあります。米国内科学会はオンライン上での医師の活動についての声明を出していて（**表2**）[6]、個人としての投稿か専門職としての投稿かを区別するよう勧めています。国内では学会レベルでのこのような声明はみられませんが、施設の中にはソーシャルメディアを利用する際のガイドラインを策定しているところもあります。投稿内容でトラブルになると、個人だけでなく施設の信頼低下につながる恐れがあるので、利用上の注意を周知しておく必要があります。

💡 若者対策 tips
- 若者にとってスマホは当たり前
- スマホをうまく使って情報を整理しよう
- 情報リテラシーを教えよう

表2　オンライン上の医師の活動における利点、ピットフォール、安全策

活動の種類	利点	ピットフォール	安全策
● ブログやマイクロブログの開設やコメントの投稿	● アドボカシーやパブリックヘルスの向上 ● 医師の「声」の紹介	● 感情のはけ口となるようなネガティブな内容で、患者や同僚を非難する	●「投稿する前にひと呼吸」 ● 医師について送信する内容は、個人としてのものか専門職としてのものかを熟考
● 一般的なソーシャルメディアに医師の個人的な情報を投稿	● ネットワーク作りとコミュニケーション	● 個人と専門職の境界が曖昧になる ● 個人であることや専門職を表明することの影響	● オンライン上の活動では、個人と専門職を分ける ● 公開してよいものか精査
● 患者ケアについてネットを使って同僚とコミュニケーション	● 同僚とのコミュニケーションが容易	● 守秘義務 ● 安全性の低いネットワークで保護すべき健康情報へアクセスされる	● 安全なメッセージ送信方法や情報共有のための健康情報技術を利用 ● 保護された健康情報へのアクセスは施設の方針に従う

〔文献6〕より抜粋〕

● おわりに

　ICTを用いた教育は、コンピューター技術の発展に伴って今後もますます拡大していくでしょう。ヘッドセットを使ってあたかも仮想空間の中に入り込み、実際に手を動かして空間の中の物を操作するVR技術（バーチャルリアリティ）は家庭用ゲームでもすでに実用化されていて、シミュレーション教育に応用される日もそう遠くないでしょう。また、人工知能がビッグデータをもとに鑑別診断を絞り込んだり、画像診断の援助をしたりするようになると、将来の医師は現代の医師と果たすべき役割が異なってくることも予想されます。指導者としては社会の変化を察知して、テクノロジーの発展に柔軟に対応できるような若者を育てることが大切だと考えます。しかし、本項に書いたように、手元に収集した情報をどう適切に活用するか、また情報を安全に処理できるかという点は変わりません。

まとめ

❶情報の収集と検索、共有にはスマホはとてもよいツールである
❷情報の正しい処理の方法を教育することも重要

参考文献

1) Bennett S, Maton K, Kervin L: The 'digital natives' debate: A critical review of the evidence. Br J Edu Technol 2008; 39(5): 775-786.
2) 総務省：平成27年通信利用動向調査.
   http://www.soumu.go.jp/johotsusintokei/statistics/data/160722_1.pdf
3) 日本インターネット医療協議会：インターネット上の医療情報の利用の手引き.
   http://www.jima.or.jp/riyoutebiki.html
4) 厚生労働省：医療・介護関係事業者における個人情報の適切な取扱いのためのガイダンス.
   http://www.mhlw.go.jp/file/06-Seisakujouhou-12600000-Seisakutoukatsukan/0000164242.pdf
5) Koo K, Ficko Z, Gormley EA: Unprofessional content on Facebook accounts of US urology residency graduates. BJU Int 2017; 119(6): 955-960.
6) Farnan JM, Snyder Sulmasy L, Worster BK, et al: Online medical professionalism: patient and public relationships: policy statement from the American College of Physicians and the Federation of State Medical Boards. Ann Intern Med 2013; 158(8): 620-627.

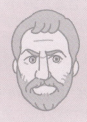

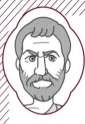

各論①-9

アプリと教育

玉石混交

◎ 安藤 裕貴

学習目標
① 医療用アプリの探し方を知る
② カメラやビデオも有効活用を
③ 情報をシェアできるアプリが効果的

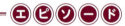

　私たち指導側が学生のころ、白衣のポケットは略語辞典と薬の辞典、その診療科の簡易マニュアルでパンパンに膨らませて、徐々に本の角が擦り減っていっていました。お金に余裕がある人は電子辞書に医学辞典や英和辞典などを入れて、最先端をいっている人はPDAという携帯情報端末を使っていました。持っている人は羨ましがられ、筆者も中古のPalmデバイスを購入して、なんとか時代に遅れぬよう工面したものです。それから10年ほど経ち、スマートフォンを持つ人が多くなり携帯情報端末を持つ人は特殊な人ではなくなりました[1]。むしろ昔ながらの携帯電話を使っていると"特殊な人"と見られるようになったのかもしれません。イギリスでの調査では医師の約78％がスマートフォンを所有し、研修医になると94.4％が持っているという調査がありますが[2]、日本でも同様と考えられます（**図1**）。スマートフォンにはアプリというソフトウェアを入れることで、アプリに応じた機能を使うことができます。携帯性があって便利なスマートフォンや、大型で見やすいタブレット端末でアプリを利用することができますから、教育に利用しよ

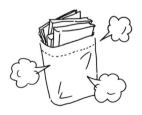

うと思えば活躍の場はいくらでも考えることができます。アプリを医療現場に応用しようとさまざまなものが開発され、それらの有効性の検証も行われています。PubMedで"smartphone application"と検索すると1,531件もヒットすることがそれを物語っています（平成29年4月24日現在）。

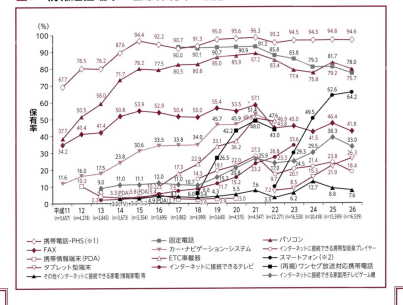

図1　情報通信端末の世帯保有率の推移

● 医療用アプリ

　医療用アプリにはいろいろな種類があります。患者のモニタリングや身体活動の追跡、診断や計測などが開発されています[3)～7)]。App Storeのメディカルのカテゴリーの中にも実に沢山のアプリが並んでいます。アプリを眺めてみると、どれが教育に使えて、どれが使えないのかはすぐには分かりません。Warrenら[8)]によると、この中で臨床的なものは17.8％に過ぎず、64.9％は医療専門家が関連していないとしていますから、使えるものを探すのにひと苦労です。バージョンアップも頻繁に行われるため、本項では医療用アプリを具体的に紹介することは避けて、概要をつかんでもらえたらと思います。

1 無料版か有料版か

アプリには無料のものと有料のものがあります。無料のアプリは多くは広告などで収益を挙げています。そのため広告の表示などで動作がもたついたり、興味のないサイトへ意図せず転送されることがあります。また無料版と有料版の両方があるアプリの場合は、有料版の機能を限定して無料版として掲載していることがあります。得てして無料版は"それほど使えない"のが現実的なようで、しっかりしたものを使いたいという人は有料版をお薦めします。

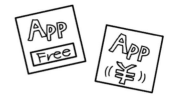

2 有料版の購入の前に

有料版といっても数百円から数千円まであります。正直なところアプリという無形のものにコストを払うのがもったいないという思いもあると思います。たかだか数百円のアプリが、なぜか高額に感じてしまうものです。しかし、アプリは実際にいくつか使ってみないと、その本当の価値は分かってこないことがあり、悩んでいるなら使ってみるのが本当はよいです。それでも迷うという人は、アプリの内容紹介を参照しながら、そのアプリを購入する前に次のことを考えてみてはいかがでしょうか。

(1) 何に使おうとしているアプリか、その目的は何か
(2) その目的は何回果たされるのか
(3) 他人と共有できるか

(1) 何に使おうとしているアプリか、その目的は何か

商品を買う時は、その使用目的に見合った金額かをまず考えますが、自分が思っている金額というのは、実は状況によって変わります。例えばペットボトルの水が日本で150円だったとします。これが砂漠の真ん中ではいくらだったら納得できるでしょうか。水筒の中の水に余裕がある時と、もう残量がない時で値段は変わるはずです。場合によっては10,000円払っても欲しくなるかもしれません。そうすると砂漠の真ん中でのペットボトルの水の価値は150円から10,000円の間のどこかにあるはずです。必ずどこかで値段がつきます。購入しようとしているアプリの値段も、その使用目的や、自分にとってその情報が枯渇しているかどうかで決まるはずです。

一方、似たような情報源としての教科書は数千円以上しています。果たして教科書からはきちんと払っただけの価値が得られているでしょうか。山のように積ん

でいる教科書が自分の机の上には置かれていないでしょうか。支払うべき価格と、得られる価値の参照点として教科書を基準にするというのも手です。

(2) その目的は何回果たされるのか
　アプリを使用する回数、アプリによって果たされる目的の回数を予測します。10回は使用するのであれば、アプリの値段を10で割って、その値が自分にとって満足できる値段なら購入するというようにしてみてはいかがでしょうか。

(3) 他人と共有できるか
　アプリの使用画面は、実はスクリーンショット機能（図2）を使うことで、写真に残すことができます。写真に残しておけば、後から見ることもできますし、それをメールで他人に送ることもできます。またSNSなどを使って他人とシェア（共有）できるものか、というのも一つの判断基準です。シェアできれば、それだけアプリに対するコストが下がったのと同じようなものです。

図2　スクリーンショット機能

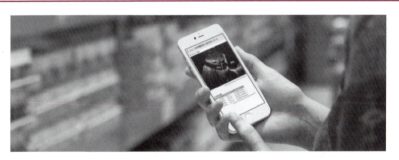

iPhoneやiPadであればホームボタンとスリープボタンを同時押しすることで、表示された画面をそのまま写真として残すことができる

●医療用でないアプリの有効活用法

　本来医療用でないアプリを教育に使うこともできます。ここでは、筆者がよく使用している一般的なアプリを紹介します。

1 カメラ機能
　カメラ機能は、スマートフォンならずとも、どの携帯電話にも備わっていますが、

スマートフォンのカメラは機能が多彩です。特に有効なのはグラム染色像などの顕微鏡で見えるものをカメラで写真に収める方法です。撮影の際にはコツがありますので紹介します。

　　A）顕微鏡のレンズとスマートフォンのカメラのレンズを一直線に並べる
　　B）拡大する
　　C）焦点を明るいところに合わせる

　A）が難しいのですが顕微鏡は動かないのに、手元が震えて動きます。顕微鏡のレンズから出ている光をカメラに収めるわけですが、スマートフォンのカメラは大抵の場合スマートフォンの中心にありません。しかし、映し出されている映像はスマートフォンの中心にあります。コツはカメラのレンズの位置を把握することです。さらに、少し顕微鏡の中が写ったところで、画面を見ながらそこに合わせようとすると、顕微鏡の中は反対方向へ行ってしまいます。画面に写っているものを追いかけようとしないで、反対方向へ動かすと画面の中心に顕微鏡の中が写ります（図3）。

図3　顕微鏡のレンズとカメラのレンズ位置を合わせて撮影した画像

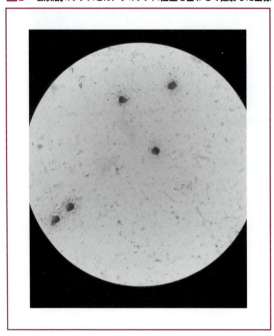

　B）この時点では画面の中央に小さく顕微鏡像が見えているだけです。そこで画面をピンチアウトして拡大させます。最小に位置合わせをする際に、画面の中央に顕微鏡画像を持ってこないと、画面を拡大させた時に大きくズレが生じます。

　C）焦点を明るいところに合わせると、カメラの露光が調整されます。画面の明るいところをタッチすると、ちょうどよくなります。

　撮影のうまい人はうまいのですが、この調整は慣れるのに少し時間が

かかります。顕微鏡の接眼レンズに装着するレンズアダプターも市販されており、それを使用すると非常に撮影がスムーズになります（**図4**）。また、顕微鏡にスマートフォンを固定できますので、スマートフォンの画面を見ながらその場で他の医師とディスカッションをすることもできます。カメラモニターと顕微鏡を一式で購入すると非常に高額ですが、手持ちのスマートフォンで安価に同じようなことが可能になります。

図4　顕微鏡接眼レンズ取り付けスマホアダプタ

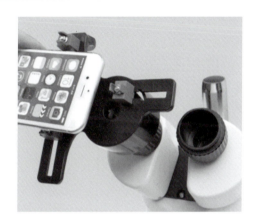

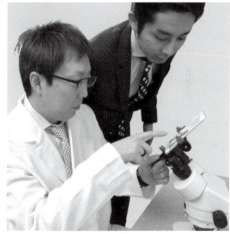

サンコーWEBページ
(http://www.thanko.jp/shopdetail/000000002359/) より

2 ビデオ機能

　ビデオ撮影機能は実際の処置を行う時に、撮影しておく方法があります。研修医に処置を行わせている時は、患者さんに配慮して小声で指導することがあるかと思いますが、ビデオで復習できるようにしておけば、オンタイムの指導を何度も行うことができます。しかも撮影しておいた動画は、勉強会でも使用することができます。これをon the job trainingのoff the job training化と筆者は呼んでいます。

図5　Head Impulse Test

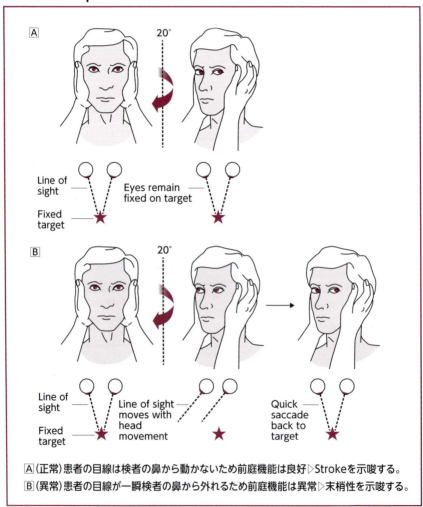

A（正常）患者の目線は検者の鼻から動かないため前庭機能は良好▷Strokeを示唆する。
B（異常）患者の目線が一瞬検者の鼻から外れるため前庭機能は異常▷末梢性を示唆する。

〔文献10〕より引用〕

またビデオにはスローモーション機能もあります。めまい患者が中枢性のめまいなのか、末梢性のめまいなのか前庭機能を評価する方法にHead Impulse Testという手技があります（図5）。この方法では、患者に検者の鼻を注視するように指示し、患者の首を素早く回旋させた時に患者の目線が検者の鼻から動くか外れるかを見ます。一瞬のことで、しかも首を回旋させる動作をしていることもあり、目線が動いたかどうかが分かりにくいことがあります。これも手持ちのスマートフォンで動画撮影しスローモーションで確認すると非常に分かりやすくなります。ちなみにHead Impulse Testで目線が鼻から外れたら末梢性のめまいを示唆し、回転性めまいを主訴にER受診した患者で行った研究では感度100％でした[9]。また眼振もビデオ撮影してスローモーションで見る方法が有効です。特に中枢性を示唆する方向交代性眼振は頻度が少ないこともあり、見たことがあるかないかが、診断に大きなウェイトを占めます。撮影しておいて、勉強会などでシェアしましょう。

3 LINEグループ

　SNSでクローズドな環境を作り出すことで、医療者間だけの情報共有をすることが可能になります。中でもLINEは使っていない人がいないほどで、スマートフォンだけでなくWindowsやMac用のアプリもありPCからも使用することができます。LINEにはLINEグループという機能があり、外部からシャットアウトされた世界で情報のやりとりが行えます。院内メールは院内にいなければ使用できませ

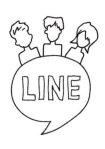

んが、LINEなら院外にいてもやりとりができます。研修医たちとLINEグループを作って前述の顕微鏡画像やCT画像などを共有することで、教育目的に使用することができます[11]。

4 撮影や共有にあたって

　カメラやビデオで直接撮影する場合は、患者さんに「後輩の医師教育のために使用させてもらいたい」と、教育目的であることを明らかにし、同意を得ることが必要でしょう。また撮影の際は名前やID、個人と判別できるものを撮影範囲に入れないことでプライバシーを守ることも大切です。

💡 若者対策tips
- PDAなんて古い古い！ スマホでアプリは使えて当然
- 現場で使える医療用アプリは少ない
- 基本機能を使いこなしてこそ足りないところをアプリで補う

まとめ

❶ 医療用アプリの有料版は目的に見合ったコストから選択
❷ カメラやビデオ機能も有効
❸ 知識や技術はクローズドなSNSでシェア

1) 総務省：平成26年通信利用動向調査 http://www.soumu.go.jp/johotsusintokei/whitepaper/ja/h27/html/nc372110.html
2) Ah-kee EY, Khan AA: The use of smartphones by junior doctors. Med Educ Online 2015; 20: 28189.
3) Bort-Roig J, Gilson ND, Puig-Ribera A, et al: Measuring and influencing physical activity with smartphone technology: a systematic review. Sports Med 2014; 44(5): 671-686.
4) Cho MJ, Sim JL, Hwang SY: Development of smartphone educational application for patients with coronary artery disease. Healthc Inform Res 2014; 20(2): 117-124.
5) Markman TM, Sampognaro PJ, Mitchell SL, et al: Medical student appraisal: applications for bedside patient education. Appl Clin Inform 2013; 4(2): 201-211.
6) Nishiguchi S, Ito H, Yamada M, et al: Self-assessment tool of disease activity of rheumatoid arthritis by using a smartphone application. Telemed J E Health 2014; 20(3): 235-240.
7) Handzel O, Ben-Ari O, Damian D, et al: Smartphone-based hearing test as an aid in the initial evaluation of unilateral sudden sensorineural hearing loss. Audiol Neurootol 2013; 18(4): 201-207.
8) Wiechmann W, Kwan D, Bokarius A, et al: There's an App for That? Highlighting the Difficulty in Finding Clinically Relevant Smartphone Applications. West J Emerg Med 2016; 17(2): 191-194.
9) Newman-Toker DE, Kattah JC, Alvernia JE, et al: Normal head impulse test differentiates acute cerebellar strokes from vestibular neuritis. Neurology 2008; 70(24 Pt 2): 2378-2385.
10) Edlow JA, Newman-Toker DE, Savitz SI: Diagnosis and initial management of cerebellar infarction. Lancet Neurol 2008; 7(10): 951-964.
11) 阿波根千紘, 安藤裕貴, 柳内 愛, 他：LINEグループトークを利用した研修医教育. 第19回日本救急医学会中部地方会総会・学術総会シンポジウム「その気にさせるER教育のイノベーション」

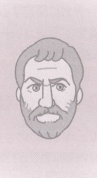

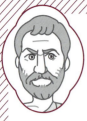

各論①-10

シミュレーション教育
教育は机上ではなく現場でするもの

◎ 及川 沙耶佳

学習目標

① シミュレーション教育における問題点を理解する
② シミュレーション教育に関連する理論について説明できる
③ 上記②の理論を、シミュレーション教育における問題点の解決に応用できる

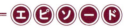

　救急科の山田先生は、自作のシナリオを使って急変対応シミュレーションをしていた。研修医のA君は緊張性気胸を的確に診断して無事救命した。
　「A君、どうでしたか?」山田先生はデブリーフィングを始めた。
　「以前も同じようなケースのシミュレーションをしたので、すぐ分かりました」
　「うん、よくできていたね。実際に緊張性気胸の患者さんを診たことはある?」
　「ないです、めったに来ないので」
　「そうか……。でも何度もシミュレーションすると、自信がつくよね」
　「……ええ、でも……正直、実際の患者さんにちゃんと対応できるか分かりません」
　「それはどうして?」
　「身体所見もマネキンより分かりにくいだろうし、穿刺するときの感覚も違いますよね? シミュレーションより、実際の患者さんをもっと診たいです」
　「ふむ……。確かにそうだけど、シミュレーションっていうのはね……」
　そういって、山田先生は言葉に詰まってしまったのだった。

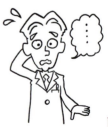

●シミュレーション教育の現状

　医学部の卒前教育にOSCE (Objective Structured Clinical Examination) という実技試験が導入されて10年以上が経過したこともあり、「今どきの若者」はシミュレーション手法を用いた学習や試験に非常に親和性が高く、時には指導者よりもその経験値が高いという状況も見受けられます。

　シミュレーション教育に携わる指導者からは、学習者がシミュレーション"慣れ"してきたことで指導が難しくなったという声も聞きます。シナリオシミュレーションを例にとると、患者さん（マネキン）の変化よりもファシリテーターの声や表情に反応して行動を起こすことが習慣化している学習者に対してどのように指導をすればいいのかという点や、シミュレーション教育でガチガチの"型"を身に付けた学習者が、実際の臨床現場で例外的な症例に出会った時に、その"型"を破れずにいることがあるが、このような時はどうすればいいのかといった内容です。

　また、デブリーフィングという振り返りの段階では、学習者に「シナリオで何が起きて、そこから何を学んだか」というプロセスを振り返ってもらうことが大事ですが、「自分は間違えずにできていたか」というように、結果ばかりを気にしてしまう学習者に対しては、どのように自己省察を促したらいいのかという点や、冒頭のエピソードのA君のようにシミュレーション教育の限界を感じ、学習に対するモチベーションが低下している学習者に対して、そもそもどのように介入すればいいのかということに至るまで、シミュレーション指導者の抱える困難は多様さを増しています。

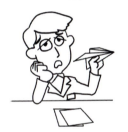

　こういった困難や悩みが生じるということは、別の見方をすれば本邦の医療教育現場においてシミュレーション教育が一つの教育手法として確立されてきたということなのでしょう。学習者が臨床経験の全くないうちからシミュレーション手法による学習や評価を受け続けると、「シミュレーション教育の周辺要素を常に意識しながら適度にシナリオに没入する」ようになるのは、ある意味必然なのかもしれません。

　しかしながら、学習者がシミュレーション教育のそもそもの"意義"や"作用機序"を理解することができなければ、効果的な学びができなくなってしまいます。そして、それはわれわれ指導者側も同じです。指導者が、シミュレーション教育の指導に対する"慣れ"もしくは"疲れ"によって大切なシミュレーション教育の"意義"や"作用機序"を見失ってしまうと、効果的な学びを提供することができなくなってしまいます。シミュレーション教育は、シナリオデザイン、オリエンテーション（またはブリーフィング）、ファシリテーション、デブリーフィングなどさまざまな要素

が複雑に絡み合った複合体です。このような複合的な教育手法が日常的に行われ、指導者の経験値も増えてきた今だからこそ、シミュレーション教育について再考する必要があるのではないでしょうか。

この項では「今どきの若者」に対して日頃からシミュレーション教育をしている指導者から出てきた悩みや問題に対して、シミュレーション教育の背景にある「理論」と「文脈」という2つの切り口から解決策を考えてみたいと思います。

解決策を考える前に、皆さんがこれまで受けてきたシミュレーション教育を思い返してみてください。その中で一番学びが多かったと感じるシミュレーション教育はどんな内容でしたか？ そして、なぜ学びが多かったと感じますか？

●シミュレーション教育を支える理論

理論というと少し硬い言葉になってしまいますが、シミュレーション教育に限らず、あらゆる教育手法には背景にそれを支える理論があります。確立された理論があるからこそ、効果的な学習を期待することができます[1]。また、この理論からシミュレーション教育を見直すことで、指導における悩みや問題の根本原因や、それに対する解決策が見えてくることがあります。文献によってシミュレーション教育に関連付けられている理論はさまざまですが、本項では代表的な8つの理論（表1）についてご紹介します。

昨今の医学教育研究の分野では、シミュレーション教育手法と関連性があるとして紹介される理論が増えてきており[9]、上記以外にも多数存在します。シミュレーション教育におけるテクノロジーの急激な発展もあって、今後その数はさらに増え続けることが予想されます。しかし、重要なことはシミュレーション教育とは、一つの教育手法でありテクノロジーではないということです[11]。シミュレーション教育の背景にある理論を理解しておくことはシミュレーション教育そのものが進化していく中で、根本的な"教育的意義"を見失わないためにも必要であると筆者は考えています。

●シミュレーション教育をとりまく文脈

シミュレーション教育を効果的に行うためには理論だけではなく、文脈が大きく関与してきます。ここで言う文脈には、シミュレーション教育における指導者の背景、学習者の背景、指導が行われる環境、指導者と学習者の関係性といったことから、本邦におけるシミュレーション教育の歴史的背景、卒前・卒後の医学教育システムの変遷、医療安全に対する社会の意識変化といったものまでかなり多くの内容が含まれますが、ここでは主に学習者の背景に焦点を当ててみたいと思

表1 シミュレーション教育に関連する理論

① 構成主義(Constructivism)
「学び」とは、指導者の知識を学習者がそのままもらい受けることではなく、学習者が個々の経験に自分自身で新たな意味付けをし、経験を「意味をなす」ものとすることで、知識・技能・価値観といったものを構築することである[2]。

② 経験学習理論(Experiential learning)
学習者は自分自身で経験を省察・分析し、新たな場面での問題解決に向けて、経験を概念化して行くことで学ぶ[3]。経験学習は「経験」のみでは完結せず、継続的な周囲との相互作用が必要となる[4]。

③ 成人教育理論(Adult learning)
成人を対象とした教育学(成人教育学=Andragogy)では自己主導型学習が主体であり、現場で生じた課題などが学習の動機付けとなる[5]。(詳細は30頁を参照)

④ 省察的実践(Reflective practice)
さまざまな形で入手した情報に基づいて自らの実践を多方面から意識的に考え(振り返り)、それをもとに新たな実践を構成していく[6]。

⑤ 状況的認知論(Situated cognition)
思考は状況依存的であり、学習者の実際の状況や文脈に結びついた形で認知されると、より効果的に知識・技能・態度を学ぶことができる[7]。

⑥ 初心者から達人へ(Novice to expert)
学習者は初心者から達人へ段階的にマイルストーン(標石)をたどりながら成長していく。初心者のころは原則を当てはめながら判断し、柔軟性のない行動を実践しようとするが、熟達して達人になると直感的に状況を把握し、エビデンスに基づいた最適な行動を実践するようになる[8]。

⑦ 認知負荷理論(Cognitive load theory)
ワーキングメモリー(作業記憶/作動記憶)とは短期的な記憶の保持と情報の制御を司るシステムであるが、この容量には限界がある。新しい情報を処理するときにこの限界を超える容量が必要となると学習効果は低下する[9]。

⑧ バリエーション理論(Variation theory)
識別できるようになることは、物事をこれまでとは異なるやり方で「見る」ようになることであり、バリエーションを経験することで不変が識別できる[10]。

います。

　冒頭で学習者のシミュレーション教育に対する"慣れ"について述べましたが、この"慣れ"以外にも学習者に影響を与えている要素があります。それは生まれ育った時代です。Evansらによると、1982〜2002年に出生したジェネレーションYという世代は幼少期からテクノロジーに囲まれて育ち、**表2**のような特徴があるとまとめています[12]。

表2　ジェネレーションYの世代の学習における特徴

- 一度に複数の仕事をこなすことを得意とする
- Webでの学習を好む
- 間違いから短時間で学ぶという特徴がある（ビデオゲームの影響とも考えられている）
- 便利で効果的であるという理由から、自分でペースをコントロールできる自己主導的な電子媒体での学習をする
- 医学教育においてチャットやブログといったソーシャルメディアが重要な学習様式となっている
- 小グループ学習に慣れている
- 一方的な講義や、フィードバックがない教育を嫌う
- 皆の前で質問されることを嫌う
- 学習に効率性を求める
- ハンズオンで学ぶときは自分に必要なタスクに直接関係する内容がいいと考える
- ゲーム的な要素のあるシミュレーションに興味がある

　このようにステレオタイプ化すると「今どきの若者」をひとまとめに理解して、個々人に目を向けることを阻害してしまいそうですが、医学教育においては指導者が学習者の世代別の特徴を理解することで世代間での衝突を避けることができたという報告もあり[13]、学習者理解を進める上で少なからず有効だろうと考えます。

　また、学習者理解が進めば、どのような工夫をすればいいかが分かってきます。例えば、ジェネレーションYの学習者に対して、スキルトレーニングをする際に即時フィードバックを心掛けることや、学習者に親和性の高いeラーニングやソーシャルネットワークなどのweb上の媒体に学習資料を残すなどして継続的な事後学習を促したりするといった工夫です。

　ちなみに、シミュレーション教育に関する特徴として「ゲーム的な要素のあるシミュレーションに興味がある」とのことですが、これは注意すべき点でもありま

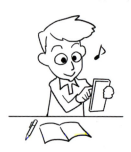

す。シミュレーション教育にゲーム的な要素を入れると、学習者のモチベーションは「攻略すること」に向いてしまいます。そのような内容でよい場合もあるかもしれませんが、シミュレーション教育の先にあるのは実際の患者さんであり、生身の人間です。シミュレータと異なり、一人ひとり違う人間で、答えが一つではないことも多々あります。シミュレーション教育をゲーム感覚で取り組むことが身体化してしまうと、経験学習理論に基づいて実践に活かしていく際に障壁になる可能性があります。このあたりも含め、異なる世代にどのくらい歩み寄るかは指導者としてよく吟味しなければいけないところであります。

●理論から実践へ

　それでは、前述の理論や学習者の世代別の特徴をどのように実際のシミュレーション指導における問題解決に活かせばいいか考えてみましょう。ここではシミュレーション教育を4つの段階（シナリオデザインの段階、シナリオ中、デブリーフィングの段階、その後）に分けて、各段階で起こりうる問題の具体例を示し、それぞれに対する工夫例を、関連する理論に着目しながら考えてみたいと思います（**表3**）。

　ここでは一部しか取り上げませんでしたが、みなさんが日頃抱えているシミュレーション教育に関する悩みや問題点はまだまだあるかと思います。ご紹介させていただいた工夫案もごく一部でしかありません。大事なことは、自分のやっているシミュレーション教育を振り返るという行為だと筆者は考えます。その際に本項でご紹介した理論や文脈という切り口から自分で振り返ってみたり、学習者ア

表3　シミュレーション教育の各段階における問題と理論を用いた工夫例

段階	問題	工夫例（関連する理論）
●シナリオデザイン	●シナリオを作るときの題材選びに困ることが多い	●シナリオをデザインする際に、対象となる学習者が現場で感じている課題や問題などを理解し、その解決につながるようなシナリオを作成する（成人教育理論）
	●実際は教科書通りではない症例も多く、例外的なシナリオをやりたいが、効果的か分からない	●バリエーションを経験することは不変を識別する上で必要なことであるが（バリエーション理論）、シナリオの難易度は学習者の成長段階に合わせて上げるべきであり（初心者から達人へ）、効果的かどうかは学習目標に対するシナリオの妥当性にも関連してくるので、総合的に評価する

段階	問題	工夫例（関連する理論）
●シナリオ中	●学習者がしきりに指導者の指示を仰ぎ、その指示によってシナリオを進行しようとする	●シミュレーション教育は、学習者が実際に考え、手を動かして経験することで、自身でその意味を見いだしていくプロセスが重要な学習法であり、指導者はその「意味付け」をサポートする役割である。他の学習法のように、指導者の知識や経験からすでに意味付けされたものをもらい受ける学習法とは異なるものである、ということを学習者に事前に伝える（構成主義）
		●ブリーフィングやオリエンテーションで、シナリオでは間違ってもいいことを伝えるなどして学習者に心理的な安全環境を提供する（成人教育理論）
	●同時多発症例のシミュレーションで学習者が混乱してシナリオが進まなくなった／学習者がシナリオ中に行うべき医療行為を簡略化し、省略する	●シナリオの中で学習者に対する認知的容量負荷が大きくなり過ぎていないか見直してみる。（例：マネキンからの身体的な情報、ファシリテーターからの声、モニターからの情報、模擬家族の介入、など情報のインプットを多くし過ぎてはいないか）（認知負荷理論）
	●学習者がシナリオに没入できない	●可能な限りシナリオに現実味を持たせる（例：実際にあった症例を題材にしてシナリオを作成する、静脈採血練習用の上腕のスキルトレーナを模擬患者さんの腕のように見立ててセッティングし、シミュレーション環境の心理的忠実性を高める、等）（状況的認知論）
●デブリーフィング	●デブリーフィングが指導者からの一方的な講義になってしまう	●デブリーフィングを学習者との「対話」のようなイメージで進めてみる。彼らの言葉でシナリオを振り返ってもらい、彼ら自身の経験を想起させるなどして、今回のシミュレーションでの経験がどのような意味を持ち、それは今後どのように活かされていくのかを彼ら自身に考えてもらうように意識する（構成主義）

段階	問題	工夫例(関連する理論)
●デブリーフィング	●学習者が、「何を学んだか」よりも、「間違えずにできていたか」ということを気にする	●デブリーフィングの最後に「次同じような症例が来たらどうするか」などの質問をすることで、学習者に、シミュレーションの中で正しく行えるようになることが最終目標ではなく、その経験を自分で振り返り、概念化するという作業を繰り返して、実臨床での行動につなげていくことが最終目標なのだという意識を持たせる(経験学習理論)
	●学習者が自分のパフォーマンスを正しく振り返ることができない	●学習者が自分のパフォーマンスについて、できるだけ多角的な情報を用いて省察できるようにする。例としては学習者がシナリオに取り組む様子を動画や画像に残して振り返りに使ったり、複数の評価者にチェックリストの記載をしてもらい終了後に学習者に返却したり、スキルトレーニングにおいて学習者の手技を客観的な数値で評価できるような機械を用いて、その結果を終了後に学習者に提示することなどがある(省察的実践)
●その後	●シミュレーション教育で"型"を身に付けた学習者が、実臨床で"型"を破ることができない	●学習者が初心者であれば型を身に付けて実践する段階にあるので、それが達成できていると認識する。また、型を破ることは学習者がより習熟した段階で目指すべき目標であることを理解する(初心者から達人へ)
	●学習者が、シミュレーション教育後しばらくするとシナリオで学んだことを忘れている	●シミュレーション教育で新たに習得したスキルは継続して練習をしないと保持されないという事実を学習者と共有し、シミュレーションのコースを定期的に開催したり、自主練習が可能な環境を用意する(経験学習理論)

ンケートを参考にするということに加え、他の指導者と経験を共有するということも非常に有用です。今後、指導者同士が交流できる場が増え、「今どきの若者」にも加わってもらいながらシミュレーション教育の将来について皆で考えていければ、と切に願っています。

若者対策 tips
- シミュレーション教育の理論的背景を理解する
- 学習者の世代的特徴を少し意識してみる
- 自分のシミュレーション教育を振り返る機会を持つ

まとめ

❶ シミュレーション教育は複合的な教育手法であり、それを支える教育理論を理解することは有用である

❷ シミュレーション教育の指導において難しさを感じたときは、教育理論に立ち返ったり、学習者背景などの文脈的視点から考察をするなどして、解決策を探してみる

❸ 指導者同士が、互いの教育について振り返りをし、多くの視点を得ることはシミュレーション教育に限らず、医学教育全般において非常に有益である

参考文献

1) Jeffries PR: Clinical Simulations In Nursing Education: Advanced Concepts, Trends, and Opportunities. Wolters Kluwer, 2014, p10.
2) Merriam SB, Caffarella RS, Baumgartner LM: Learning in Adulthood: A comprehensive guide (3rd ed). San Francisco, Jossey-Bass, 2007, p291.
3) Kolb DA: Experiential Learning: Experience as the Source of Learning and Development. Prentice Hall, 1983.
4) Dewey J: Experience and Education. New York, Macmillan, 1938.
5) Knowles MS: Modern Practice of Adult Education: From pedagogy to andragogy. New York, Association Press, 1970.
6) Schon DA: The Reflective practitioner: How professionals think in action. New York, Basic Books, 1983.
7) Lave J, Wenger E: Situated learning. Legitimate peripheral participation. Cambridge, Cambridge University Press, 1991.
8) Benner P: From Novice to Expert: Excellence and Power in Clinical Nursing Practice. Menlo Park, CA, Addison-Wesley, 1984.
9) Fraser KL, Ayres P, Sweller J: Cognitive Load Theory for the Design of Medical Simulations. Simul Healthc 2015; 10(5): 295-307.
10) 松下佳代：ディープ・アクティブラーニング．勁草書房，2015．
11) Gaba DM: The future vision of simulation in health care. Qual Saf Health Care 2004; 13(Suppl 1): i2-i10.
12) Evans KH, Ozdalga E, Ahuja N: The Medical Education of Generation Y. Acad Psychiatry 2016; 40: 382-385.
13) Roberts DH, Newman LR, Schwartzstein RM: Twelve tips for facilitating Millennials' learning. Med Teach 2012; 34(4): 274-278.

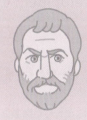

各論①-11

指導医養成
最も効果的な教育法は自ら示すこと！

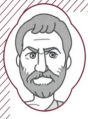

◎ 山上　浩

① 指導医の役割を理解する
② 良き指導医とは何かを考える
③ Faculty Developmentを知り指導医に必要な教育を知る

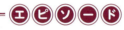

　週末の混雑したERで研修医と3人で当直をしていた指導医A先生。
　研修医B先生はA先生に発熱で受診した70歳女性のコンサルトをしたが問診が不十分だった。教育のチャンスだと思ったA先生は「この方で聞かないといけない問診は？　鑑別は何かな？」と質問したが、自分で考える様子もなく「分かりません！　教えてください！」と元気に返事をされてしまった……。
　研修医C先生は腹痛で受診した40歳男性のCTを読影してほしいとA先生に相談にきた。A先生はCTの読影の仕方をレクチャーしようとしていたところ、研修医C先生はアクビをして今にも眠りそうな感じ……。
　A先生は「指導医の仕事は忍耐なのかな……」とつぶやいた。

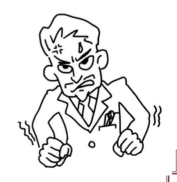

● 指導医の役割とは?

皆さんが研修医だったころ、どんな指導医と出会いましたか?

臨床能力は抜群でいつもベッドサイドで教育してくれた指導医、いつ相談しても快く耳を傾けてくれた指導医、機嫌が良い時と悪い時があり気を遣った指導医、口数は少ないが教育は必ずしてくれた指導医、全く話をしてくれず、ただ一緒について回っていただけの指導医……研修医にとって指導医とはどんな役割でしょうか?

厚生労働省は「臨床研修指導医は7年以上の臨床経験を有し、指導医養成講習会を受講していること」としています。しかし、現実には経験年数にかかわらず研修医を前にしたら皆指導医です。指導医の役割を大きく2つに分けると、診療責任者という臨床的な側面と、初期・後期を含めた研修医教育になると考えます。

診療責任者としては臨床能力次第なので経験を積んできた指導医であれば問題ないはずですが、研修医教育についてはいかがでしょうか? 医学部学生時代や自身が研修医の時に、その教育法について学ぶ機会はなかった方がほとんどだと思います。

指導医の皆さんが日々行っている教育はいわゆる我流が多いと思いますが、その我流の教育法はどのように出来上がったのでしょうか? 教育法に影響を与えるのは指導医自身の性格のほか、自身が研修医時代に受けた教育や目の当たりにした指導医の態度が影響すると言われています。素晴らしい指導医に出会えば「優しく指導してくれる先生だな。いいな、目標にしたい!」とロールモデルとして位置付け、怒鳴り散らす指導医に出会えば「こんな指導医になったらダメだ」と反面教師にすることもあるでしょう。私が研修医の時、ベッドサイドに腰をかけて担当患者さんの訴えに耳を傾けていた指導医の姿を見て、こんな医者になりたい、この先生のように振る舞いたい、と感銘を受けた記憶があります。「俺の背中を見て覚えろ」は昔の教育法になってしまいましたが、指導医としての態度や教育法を学ぶには、まだまだ古びていないのかもしれません。

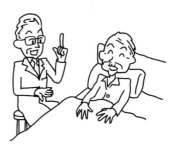

● 良き指導医とは?

あなたが思う良き指導医とは何でしょうか。良き指導医とは、言い換えれば研修医のニーズにあった指導医であるとも言えます。また指導医自身が幸せであることも重要だと思います。いくら医師として優れていても、仕事一筋で家庭が崩壊している指導医はロールモデルとは言えませんよね。

私が良き指導医だと思う特徴を挙げてみます。
- 優れた臨床医である
- 教育が得意である
- 機嫌の浮き沈みがない
- 良きメンターである
- 患者や他職種に対して謙虚である
- 研修医に対して上から目線にならない
- 自分や家族、プライベートを大切にしている

　さて、指導医の役割として研修医教育を挙げましたが、医学的知識を与えるばかりでは不十分でしょう。患者に傾聴する姿勢、言葉遣い、救急隊やコメディカルへの謙虚な姿勢など言葉で伝えにくいが見せることで学ばせることができることも良き指導医の条件だと筆者は考えています。

●研修医が求めている指導は臨床医学教育に限らない。メンターであれ!

　良き指導医は良きメンターであるともいえます。ここでいうメンターとは定期的継続的に研修医との関わりを持ち、研修医の成長を促す存在のことです。研修医が指導医に求めていることは、ベッドサイド教育に代表される臨床医学教育に限りません。自主学習の方法やキャリア、進路相談、時には結婚や家族のことなどプライベートなことまで相談できる相手としても期待しています。行き当たりばったりの指導ではなく、その先を見据えた研修医の成長を考えた継続的なサポートができる指導医は、今どきの若者にも受け入れられやすいでしょう。

　「えー、そんな仏様みたいな人間にはなれそうもありません」……そんな声が聞こえてきそうです。大切なのは、研修医は常に自分（指導医）の姿を見て育っていることを意識すること、指導医自身が理想の指導医像を掲げてできる限り実行に移す努力ではないでしょうか。最初は演技としてやっていても、時が経てばそれが自然な振る舞いとなってくるものです。

　また、評価があればより成長するとも言われます。指導医が研修医はこうあってほしい、こうあるべきだと期待するだけでは研修医は何も変わりません。何が求められて何が必要なのか、研修医の成長のためには継続的に研修医を評価し適切なフィードバックを与えなくてはなりません。そして指導医自身も評価を受けるべきだと思います。研修医を評価することはあっても、指導医評価を行っている施設は少ないのではないでしょ

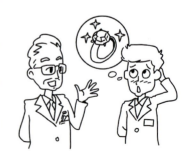

うか。360度評価という多職種評価を研修医のみならず指導医にも対しても行い、指導医自身も成長し続ける必要があるでしょう。

●指導医講習会を受講してみよう

　良き指導医になるにはロールモデルの存在が大きいことは先述しました。しかしロールモデルの背中を見るだけでは良い指導医になるのは難しいでしょう。やはり指導医に必要なスキル・知識を得る講習会も重要です。

　若手の教育者いわゆる指導医なりたての医師が教育について、自分に足りない・教えてほしいと求めている項目として**表1**が報告されています[1)]。

　教育者に教育法を教えることを一般的にFaculty Development（FD）と呼び、欧米では上記のような内容を教えるFDコースが複数開催されています[2)]（**表2**）。

　日本では厚生労働省が指導医講習会を開催しており、私が幹事とし活動しているNPO法人EMA（Emergency Medicine Alliance）もFDコースとして、2011年からEF（Education Fellowship）[3)]を年1回開催しています。EFコースの主な内容は、救急外来における教育方法や、面白いプレゼンのやり方、フィードバックの与え方や双方向評価などです（**表3**）。救急外来における教育セッションでは、時間に追われながらも効率的に教育する手法としてone-minute preceptor modelやActivated demonstration modelなどをデモで紹介したり、プレゼンのやり方のセッションでは、プレゼンテーションの極意として「ポイントは3つまで」や発表の練習の重要性、フォントや色などパワーポイント作成時の注意点などをレクチャーしています。筆者の担当

表1　若手指導医が求めているもの

- ベッドサイド教育
- レクチャー
- プレゼンテーション
- 医学シミュレーション
- Evidence-based medicine
- テクノロジーを使った教育
- カリキュラムデザイン
- 評価

表2　欧米のFaculty Developmentコース

- Teaching Fellowship: ACEP (American College of Emergency Physicians)
  https://www.acep.org/tf/
- Navigating the Academic Waters: CORD (Council of Residency Directors)
  CORD.org
- Emergency Department Strategies for Teaching Any Time (ED STAT!):
  The Canadian Association of Emergency Physicians (CAEP)
  http://caep.ca/cpdcme/roadshows-current-cme/ed-stat

表3　2017年6月10〜11日開催のEMA EFコース講義項目

1. おもしろいプレゼンは何が違う?
2. 時間が足りないという言い訳は許されませんよ。救急外来での教育
3. 諸刃の剣。効果的なフィードバックとは?
4. 双方向評価〜研修の何をどう評価するのか? 誰が評価する/されるのか?
5. 優れたチームには必須。どのように効果的な候補者の面接を行うのか?
6. 後期研修医からスタッフへのギャップを埋められる?
7. 研修医が落ちこぼれたら、どうするか? 落ちこぼれない研修環境は、どうつくるのか?
8. 救急医のAcademism
9. 今や常識。救急医学研修におけるシミュレーション教育
10. 参加者による小講義の実演・録画・フィードバック
11. 参加者の自施設での教育プロジェクトを小グループディスカッション

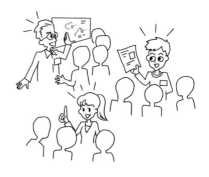

するフィードバックセッションでは、良いフィードバックと悪いフィードバックをディスカッションし、参加者にそれぞれ実演していただき、研修医に効果的なフィードバックを与えられるような実践的内容になっています。双方向評価では新専門医制度を見越した研修医・指導医評価について実技を交えながら学び、「後期研修医からスタッフへのギャップを埋められる?」のセッションでは、後期研修医、スタッフの特徴、役割を話し合うことで、それぞれ求められるものを認識し、スタッフ医師としての成長を促します。

効果的なFDの特徴として、
- 実践的・実用的であること
- ポジティブフィードバックを用いること
- さまざまな教育・学習手法を用いること
- 仲間同士が効果的な関係性であること
- 優れた教育指針に則り、よくデザインされた介入をすること

などが挙げられています[4]。本コースも知識として知っておくべきことを系統的に学び、さらにグループディスカッションを通して他施設の事情や取り組みを知り、参加者のさまざまな経験を共有することで学ぶことが大変多く、成人教育のあり方を体験できるコースになっています。研修医の指導に壁を感じたり、我流での

限界を感じている指導医の先生方にはぜひ受講していただきたいと思います。

　いつの間にか指導医と呼ばれて何となく我流で指導している皆さんも、自らの教育を振り返り、そして学ぶことで、ひと味違った教育者となり、若手の心を惹き付けることができるかもしれません。

💡 若者対策 tips

- 研修医がどう振る舞うかではなく、指導医がどう振る舞うかが大切!
- 研修医の悪いところではなく、良いところを見るように!
- 指導医の努力する姿を、研修医は必ず見てくれています。その姿勢が仲間を増やすことにつながります!

まとめ

❶ 指導医は優れた臨床医であり、かつ教育者であることを意識しよう
❷ ロールモデルになれるような、見せる振る舞いを心掛けよう
❸ 指導医講習会に参加し成人教育のあり方を体験し、教育上手を目指そう

1) Farley H, Casaletto J, Ankel F, et al: An assessment of the faculty development needs of junior clinical faculty in emergency medicine. Acad Emerg Med 2008; 15(7): 664–668.
2) Rogers RL, Mattu A, Winters ME, et al(Ed): Practical Teaching in Emergency Medicine (2nd ed). WILEY-BLACKWELL, 2012.
3) Education Fellowship http://www.emalliance.org/event/fd/em-alliance-education-fellowship
4) Steinert Y, Mann K, Centeno A, et al: A systematic review of faculty development initiatives designed to improve teaching effectiveness in medical education: BEME Guide No.8. Med Teach 2006; 28(6): 497-526.

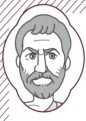

各論①-12

スモールグループディスカッション
仲間から学ぶことで深みが増す

◎ 及川 沙耶佳

学習目標

① スモールグループディスカッションの「理想と現実」を理解する
② ディスカッションを促すファシリテーション方法について説明できる
③ 上記2のファシリテーション方法を実際の現場で活用できる

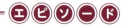

エピソード

　総合診療部の山田先生は研修医向けの勉強会を担当している。最近は研修医からの発言は少なく、いつも山田先生が一方向的に解説をしているという状況であった。
　どうにかしてこの状況を改善できないかと悩んでいたところ、企業に勤める知人から「スモールグループディスカッション」という方法を紹介された。この方法を導入してから新入社員は積極的に発言するようになったと聞き、山田先生は早速勉強会に取り入れてみることにした。
　当日、研修医を少人数のグループに分けて、ある症例の鑑別診断について討議をするよう促した。研修医たちはボソボソと話し合いを始めたが、途中から各々がスマホで調べものをすることに集中し、討議が途絶えてしまった。最後に全体でグループ発表をしてもらい質疑応答の時間を設けたが、研修医から質問が出なかったので、山田先生は自ら積極的に質問

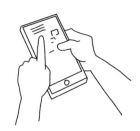

をした。そして気が付くと、いつも通り山田先生の一方向的な解説になっていたのだった。

●スモールグループディスカッション

　スモールグループディスカッションとは、その名のとおり少人数での討議ですが、このような討議を通じて参加者が主体的に考えたり学んだりしながら進める小グループ学習には、チュートリアル、Team-based Learning（TBL）、セミナー、ワークショップなどが含まれます。また、最近は電子機器を用いたディスカッション（例：ビデオカンファレンス、ネット上のブログや掲示板など）もこの範疇に入るとされています[1]。

　医療が直面する問題や社会情勢の変化に伴い、医療者には統合的・実践的・応用的・省察的な能力（コンピテンシー）が求められるようになり、これまでのone-size-fits-all的な知識伝達型の講義は見直されるようになりました[2]。そんな中、医学教育において、学習者個々の学習プロセスに着目し、彼らの主体的な参加を可能にする小グループ学習は、広く用いられるようになってきたのです[3]。卒前教育においてはPBL（Problem-based Learning）チュートリアルやTeam-based Learning（TBL）という名称で小グループ学習が導入されていますが、PBLチュートリアルにおいては導入開始から約20年以上が経過し[4]、さまざまな運営上の問題点は指摘されているものの、2015年の時点で全国の医学部の87.5％がこの形式を導入しています[5]。また、卒後教育や生涯学習においてもレクチャーに比べ、相互的なスモールグループディスカッションの方が学習者の能力が向上したという報告が出てきており[6], [7]、われわれ指導者が小グループ学習の指導に携わる機会は今後も増えていくだろうと予想されます。

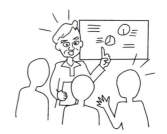

●小グループ学習の理想と現実

　学習者の学びは、「指導者が意図的に教える内容」よりも「学習者が実際に学ぶ内容」に大きく依存するという考えや、学習の質は学習者がどのようなアプローチ（学習方法）をとるかによって決まるという考えに基づき[8]、自己主導的な学習スタイルを必要とする小グループ学習には**表1**のような利点があると言われています[9]〜[11]。

　この利点だけを聞くと、小グループ学習は非常に魅力的に見え、この教育手法

表1　小グループ学習の利点

- 学習者の主体的・積極的な学習を促す
- 学習者が学習内容をより深く理解することができる
- 学習内容の長期的な保持を可能にする
- 他の学習者とのギャップを知ることができる
- 学習者のコミュニケーション能力やマネジメント能力などの汎用的なスキルを高める
- 学習者の問題解決能力を涵養する
- 学習者が批判的に考える姿勢を身に付け、省察的な実践を行うことができる

表2　PBLチュートリアル導入による学生の変化

- 学生間の能力に格差が現れた
- 学生が要領よく分担して調べるだけになった
- グループ学習が苦手であるため、学習効果が上がらない学生が一部みられる
- 多くの学生は"そつなくこなす"ため能力向上にあまり寄与していないと思われる
- グループ作業を他学生に依存し、負担を避ける学生がいる

〔文献5〕より一部改変〕

を用いることで、あたかも効果的な教育を行うことができるような感覚になります。しかしながら、実際は山田先生のように「理想と現実のギャップ」に直面している指導者が少なくありません。医学部で小グループ学習の指導にあたる現場の指導者からは、「学生の変化」について一定の効果は認めるものの、**表2**のような意見も挙がっています。

　また、指導者側の要因としてこれまで小グループ学習を受けたことのない教員が小グループ学習の指導にあたる際の難しさも指摘されています[12]。これは、小グループ学習の指導者に求められるスキルが、一般的な講義の際に求められるスキルと異なっていることが原因と考えられます。Jaquesは、小グループ学習の指導者の役割として、リーダー、ガイド、ファシリテーター、中立者、カウンセラー、放浪者、など多岐にわたると述べており[13]、また、小グループ学習の指導者はグループダイナミクスやグループ全体の議論の流れを俯瞰しながらも、各メンバーの様子に目を配るという高度なテクニックが必要であると言われています[14]。

　以上より、小グループ学習を通じて学習者が効果的に学ぶことができるかどうかは、学習者や指導者のコミュニケーションスキルや認知スキルといった要素に大きく依存します[1]。そもそも自分の意見を述べたり、意見の異なる人と討議をすることに慣れていない学習者に対してスモールグループディスカッションを強いることは効果的な学習どころか、精神的苦痛にしかならない可能性がありますし、小

グループ学習の概念や目的を理解していない指導者がチューターとなることで学習者を混乱させてしまうこともあるのです[15]。そこで、われわれ指導者は新しい教育手法を導入する際に、その教育手法の利点・欠点についてよく吟味し、効果的に行うにはどのように工夫すべきかを、事前に考えておく必要があります。本項ではスモールグループディスカッションを含む小グループ学習について、効果的に行うにはどうしたらいいか、「今どきの若者」という観点を踏まえながら考えてみたいと思います。

その前に、皆さんがこれまで参加された小グループ学習がありましたら、思い返してみてください。その中で一番学びが多かったと感じる小グループ学習はどんな内容でしたか? そして、なぜ学びが多かったと感じますか?

●メンバー同士のインタラクションを促す

1 環境作り

大前提として「個人の集団」は、メンバー同士のインタラクションが起こることで、初めて「グループ」となります。また、メンバー共通の目的が存在し、お互いの相互的な依存や結束といった、双方向的な関係性があることで、グループとしての意識は強くなります[16]。

医学生を対象としたTeam-based Learning(TBL)において、メンバー同士の結束力の程度が強いほど、チームでマルチプルチョイスクエスチョンを受けたときの点数が高かったという報告もあり[17]、実りあるグループワークをするために

表3　メンバー間のインタラクションを促すファシリテーション方法

方法	詳細
●Ice-breakers/Ice-break（アイスブレイカー/アイスブレイク）	●メンバーの緊張や不安を和らげ、少しでも居心地のいい環境を作るため、ディスカッションの前に自己紹介や他己紹介などをすること
●Seating arrangements（座席のアレンジ）	●メンバー同士や、ファシリテーターとメンバー間の視線が合うように、椅子の配置を円形・半円形などにする。また、メンバー間に机を置くときは大きすぎないものを用意して、物理的に話をしやすい雰囲気を作ること
●Ground rules（基本ルール）	●「ディスカッション内で出た発言は口外しない」「意見があればいつでも自由に発言して良い」「議論のオーナーシップはファシリテーターではなくメンバーにある」などの事項を事前に確認し、メンバーが発言をしやすい環境を作ること

方法	詳細
●Brainstorming （ブレインストーミング）	●アイデアを生み出すために、メンバーに自由な発想を述べてもらうこと。この際、発言内容の正しさや実現可能性などは気にせず、どんなことでも構わないので発言してもらうように促す
●Buzz groups （バズグループ）	●ディスカッションのテーマに関する内容で、短時間に話せるような課題を用意して、席の近い2～3人などでグループを作り、話し合ってもらうこと。この時、「時間になったらいくつかのグループに発表してもらう」などのアナウンスをして盛り上げてもよい
●Snowball groups （スノーボールグループ、もしくはピラミッド）	●2～3人のグループで話し合った後に、2つのグループを統合して4～6名のグループに再編成し、話し合いで出た意見などを共有してもらうこと。再編成したグループで再度同じ内容の議論をしてもよいし、参加者が少し退屈しているようなら異なるテーマに変えてもよい
●Fishbowls （フィッシュボール）	●参加者を2つのグループに分けて、最初に片方のグループの参加者に議論をしてもらう。もう一方のグループの参加者には議論を観察してもらい、その間議論の流れや発言のパターン、同意形成の過程などをチェックしてもらう。議論が終了したら観察していたグループからフィードバックをしてもらい、議論をしていたグループの参加者には自分たちの議論を俯瞰してもらう。フィードバックが終わったら役割を交代してもう一度同じことを繰り返してもよい
●Cross-over groups （クロスオーバーグループ、もしくはジグソー）	●小グループの各メンバーに番号を振り、同じ番号同士の参加者で新たなグループを作る。このようにしてもともとの小グループ内で議論した内容を新たなグループ内で共有し、さらに議論を深めること。こうすることで学習者が新たな視点を得ることが期待される

はメンバー同士のインタラクションを増やすことで参加者がディスカッションに入りやすい環境を作ることが必要となります。

　もし、メンバー同士が初対面であったり、日頃一緒に働くことが少ない職種の人たちによるスモールグループディスカッションの場合は、導入として自己紹介などをすることはよく行われていると思いますが、メンバー同士が顔見知りの場合でも小グループ学習成功の鍵となるインタラクションは可能な限り増やすような努力が必要です。メンバー同士のインタラクションを促す方法はいろいろありますが、その中でもファシリテーターが主体となってグループワークにアレンジを加え

るファシリテーション方法として**表3**のような方法があります[1), 18)]。

2 内容の見直し

　メンバー同士のインタラクションを促す方法として、上記のようなやり方のほかに、内容を見直すということも効果的だと言われています[1)]。参加者に課されたタスクが簡単すぎても難しすぎてもグループとしての結束を低下させることが知られており、参加者のレベルよりややハイレベルで、かつ彼らにとって関連性のある内容であることが重要とされています。また、小グループ学習のタスクにおいて指導者によって規定された部分と学習者が自由に裁量できる部分のバランスを保つことが重要であるともいわれています[15)]。3人集まれば文殊の知恵というように、学習者が一人では知りえなかったことに気付いたり、たどり着けなかった結論にたどり着いたという経験を得られるような内容が理想的と言えます。

●ファシリテーターとしての「問い」を見直す

　スモールグループディスカッションにおいて学習者に必要なことは、「話す」ことです。特に、卒後教育や生涯学習のような成熟した学習者におけるスモールグループディスカッションでは、学習者自身がこれまで経験してきたことや得た知識などを踏まえながら意見を交わすことに意義があるとされ、彼らは「唯一解を求める収束的な議論」よりも、「賛成意見や反対意見を交わしながら思考を深める議論」を好むという傾向があります[19)]。

　ただ、学習者が比較的若く、自己の経験をもとに議論を進めることが難しい場合や、意見が単一化して議論が広がらない場合は、ファシリテーターとして議論を誘導することも必要になります。その方法の一つとして、学習者の思考を活性化させるような「問い」を投げるということがあります（**表4**）。

　表4では例として臨床推論を挙げましたが、他のテーマの議論においても重要なことは参加者の議論を膨らませるような「問い」を投げることです。参加者全員が「当たり前」と思って通り過ぎていることに「本当にそうなの？」と問うてみたり、全員がある意見に同調しているときに反対意見を投げてみたり、「問い」の投げ方は実に多様です。「問い」の質を高めるには参加者の個性や興味関心について理解したり、テーマについて自分なりに考えを膨らませてみたり、時には上手なファシリテートをする方のやり方を参考にするなどの方法があると思いますが、やはり場数を踏むのが一番だと言えるでしょう。

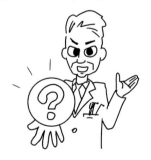

表4　思考を活性化させるための「問い」

認知レベル	想定される場面	具体例
●考案する	●問題解決のための議論などで、新しいアイデアやコンセプトを創り出したり、プランを立てるような時	●患者さんの診断をつけるためにどうしたらいいでしょうか？
●評価する	●ある基準やルールに則り、状況判断をしたり、ある内容について批判的に吟味するような時	●検査では〜〜という結果が出ましたが、どのように解釈しますか？
●分析する	●仮説や理論などを構築するときに、それが正しいか、転用可能性はどうかなどを検証するような時	●考えられる疾患は○○病とのことですが、他の疾患を否定した理由は何ですか？
●応用する	●既に持っている知識を、新しい状況下で用いたり、新しい問題に対する解決策として用いるような時	●○○病だとすると、この患者さんはどのあたりが非典型的ですか？
●理解する	●既に持っている知識を他者に説明したり、再構築するために学び直すような時	●○○病について知っていることを述べてください。もし不確実なところがあれば調べても構いません。
●思い出す	●既知の事実や過去の経験などを想起するような時	●○○病を実際に経験したことはありますか？　もしあればどのような症例だったか教えてください。

〔文献2〕より一部改変〕

●面と向かっては少し苦手？ デジタル・ネイティブ世代と向き合う……

　生まれたとき、または物心がつくころにはインターネットやパソコンなどが普及していた環境で育った世代を「デジタル・ネイティブ」と呼ぶことがあります。日本では1990年代半ば以降の世代を指すとされていますが[20]、この世代はスマートフォンを含む電子機器を通してコミュニケーションをとることが多く、Face-to-faceのコミュニケーションを比較的苦手とする傾向があると言われています[21]。また、ジェネレーションYの世代の特徴として「小グループ学習に慣れている」ということが言われていますが、「自分でペースをコントロールできる自己主導的な電子媒体での学習をする」ことが知られており（詳細は104頁「シミュレーション教育」を参照）、彼らがどの程度インタラクティブに小グループ学習を進めることができるか、については指導者としての先入観を捨ててよく観察する必要がある

と思われます．そこで，もしインタラクションを促すために指導者側の介入が必要と判断した場合は先に述べた「インタラクションを促すファシリテーション法」や「思考を活性化させるための問い」を駆使して彼らに適度に介入することが必要なのかもしれません．

　また，われわれ指導者は，自分と学習者との世代間ギャップのほかにも考えなければいけない点があります．それがグループダイナミクスです．メンバー同士のインタラクションが増えるということは同時に，異なる個性を持った学習者が関わり，さまざまな反応（人間関係）が起こるということを意味しています．この人間関係はグループダイナミクスと呼ばれ，ファシリテーターが着目すべき大事な点であります．津村はグループ体験の際に自分の中，相手の中，2人の関係の中，グループの中で起こっているさまざまな事柄を"プロセス"と呼んでおり，"コンテント"とよばれる仕事内容や話題とは異なるものと位置付けています[22]．このプロセスは刻々と変化し，気付くことは難しいのですが，人間関係の傾向や特徴を見出すために必要な視点であり，<u>ファシリテーターは学習者個々の感情や態度と，グループ全体の流れを同時に観察しながらグループダイナミクスを意識する必要があります</u>．われわれ指導者の介入も一つの"プロセス"としてグループダイナミクスに影響します．

　小グループ学習の「理想と現実のギャップ」を埋めることはそうそう易しいことではありませんが，ファシリテーターとして「今どきの若者」とさまざまな"プロセス"を通して距離を縮めることに楽しみを見出し，有意義なスモールグループディスカッションを目指していきたいものです．

💡 若者対策 tips
- メンバー間のインタラクションを促す
- 思考を活性化するような「問い」を投げる
- デジタル・ネイティブ世代のグループダイナミクスを意識する

まとめ

❶ スモールグループディスカッションを効果的に行うことができるかどうかは、学習者や指導者のコミュニケーションスキルや認知スキルといった要素に大きく依存する

❷ 学習者の背景や小グループ学習の経験値を理解した上で、適度に介入しメンバー同士のインタラクションを促すことは有用である

❸ スモールグループディスカッションでは議論の内容のみならず、メンバー同士の人間関係などのグループダイナミクスにも着目しながらファシリテーションを行う必要がある

参考文献

1) Edmunds S, Brown G: Effective small group learning: AMEE Guide No. 48. Med Teach 2010; 32(9): 715-726.
2) Frenk J, Chen L, Bhutta ZA, et al: Health professionals for a new century: transforming education to strengthen health systems in an interdependent world. Lancet 2010; 376(9756): 1923-1958.
3) Dornan T, Mann K, Scherpbier A, et al: Medical Education: Theory and practice. Edinburgh, Churchill Livingstone/Elsevier, 2011, p133-156.
4) 吉田一郎, 大西弘高 編:実践PBLチュートリアルガイド. 南山堂, 2006, p6.
5) 平成27年度 医学教育カリキュラムの現状. 一般社団法人 全国医学部長病院長会議資料, 2015.
6) Tabrizi A, Pourfeizi HH, Aslani H, et al: Effect of small group discussion in residency education versus conventional education. Res Dev Med Edu 2016; 5(1): 47-49.
7) Na JU, Lee TR, Kang MJ, et al: Basic life support skill improvement with newly designed renewal programme: cluster randomised study of small-group-discussion method versus practice-while-watching method. Emerg Med J 2014; 31(12): 964-969.
8) Mauffette Y, Kandlbinder P, Soucisse A: The problem in problem-based learning is the problems: But do they motive students? In Savin-Baden M, Wilkie K (Eds), Challenging Research in Problem Based Learning. Society for Research into Higher Education & Open University Press, 2004, p11-25.
9) Crosby J: AMEE medical education guide No.8. learning in small groups. Med Teach 1996; 18(3): 189-202.
10) McKeachie WJ, Gibbs, G: Teaching Tips: Strategies, Research and Theory for College and University Teachers. 10th ed. Lexington, DC Heath & Co. 1999, p190-200.
11) Kalra R, Modi JN, Vyas R: Involving postgraduate's students in undergraduate small group teaching promotes active learning in both. International Journal of Applied & Basic Medical Research 2015; 5(Suppl 1); S14.
12) Durning SJ, Conran RM: Small-group teaching. In Dent JA, Harden (Eds), A practical guide for medical teachers. Churchill Livingstone ELSEVIER. 2013, p69-74..
13) Jaques D: Learning in groups. 3rd ed. London, Kogan Page, 2000.
14) Harden RM, Laidlaw JM 著, 大西弘高 監訳:医学教育を学び始める人のために. 22章 小グループでの学習. 篠原出版新社, 2013.
15) Allan EG: "I hate group work!": Addressing students' concerns about small-group learning. A Journal of Scholarly Teaching 2017; 11: 81-89.
16) Jaques D, Salmon G: Learning in groups. A handbook for face-to-face and online environments. 4th ed , Oxford, 2007.
17) Thompson BM, Haidet P, Borges NJ, et al: Team cohesiveness, team size and team performance in team-based learning teams. Medical Education 2015; 49(4): 379- 385.
18) Jaques D: Abc of learning and teaching in medicine: Teaching small groups. BMJ 2003; 326(7387): 492-494.
19) Pereles L, Lockyer J, Fidler H: Permanent small groups: Group dynamics, learning, and change. Journal of Continuing Education in the Health Professions 2002; 22(4): 205-213.
20) JapanKnowledge Lib. デジタル大辞泉「デジタルーネイティブ (digital native)」http://japanknowledge.com/lib/display/?lid=2001023291000
21) Ahn J, Jung Y; The common sense of dependence on smartphone: A comparison between digital natives and digital immigrants. New Media & Society 2014; 18(7): 1236-1256.
22) 津村俊充:プロセス・エデュケーションー学びを支援するファシリテーションの理論と実際. 金子書房, 2012.

各論①-13

医学生への指導
6年経つと宝石になる

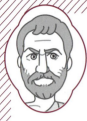

◎ 吉村　学

学習目標
① 臨床実習で見かける医学生の見た目、やる気に対して寛容になる
② 真の参加型臨床実習になるにはさまざまな工夫が必要であると認識できる
③ 学習環境（learning climate）醸成への地道な根回しが必要であると理解できる

エピソード

　佐藤先生は40歳の総合診療医で父の個人病院（この地域のプライマリ・ケアを担当）を昨年より継承して、ますます気合が入っている。母校の先輩より依頼されて医学部5年生の臨床実習（地域医療・2週間）を先月から受け入れ開始した。今回が2回目である。昨日から5年生の鈴木君が実習に来ている。実習内容としていろいろな内容（外来見学、入院患者診察、訪問診療同行、訪問看護同行、等）を組み合わせた日程を組んでいる。しかし鈴木君の様子が今ひとつである。指導医の目からすると積極性に乏しく、やる気が感じられない。スタッフへの挨拶もうまくできていない。たまりかねた外来看護師長の渡辺さんからクレームが来た。「先生、あの学生さんの態度はないと思います。やる気があるのでしょうか？ 当院の患者サービスの観点からもスタッフの精神衛生上もよくないので、先生から

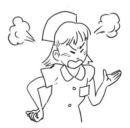

のご指導お願いしますよ」と言われた。佐藤先生はやれやれと思いながら本人と昼休みに面談することにした。

●日本の医学生の臨床実習の実態

　医学教育白書によると参加型臨床実習を採用しているのは全医学部のうちほぼ全てであると報告されていますが、その半数以上で見学主体の実態になっているのです[1]。こうした流れの中で「受け身」の姿勢が身に付いているのかもしれません。欧米の医学校では臨床実習は参加型臨床実習であり、著者の経験で受け入れた海外医学生の臨床能力と日本人医学生との差に驚いたことがあります。

●受け入れ側の経験値不足

　そうは言ってもこのシナリオにあるように学生を受け入れる側の準備不足や不安もあるかもしれません。佐藤先生にとっては2人目であること、先生の指導スタイルが基本的にこれまで見学主体であること、一方的に先生が解説をしてしまうことから学生にとってはややうんざりしていたかもしれません。

　また看護師などのスタッフにとっても経験が少ないことから、医学生にどう接してよいか分からず、声掛けや自分たちの役割を十分に理解していないかもしれません。こうした状況が相まって今の結果になっているのかもしれません。

●医学生はどうやって臨床実習で成長していくのか？

　Dornanらの研究によると、医学生は臨床実習を通じて現在の状態から少しだけハードルの高い状態を設定してもらってチャレンジできる状況に置かれることと、それを見守る人（指導医やスタッフ等）がいること、達成できたことをフィードバックして褒めてもらえること、経験したことに関連して自己学習がサポートされていることなどが成長の促進因子であることが示されています[2]。またチームの一員として取り扱われていることも重要であると報告されています[2]。

●医学生への指導のコツ

　医学生への臨床現場での指導のコツとして筆者が心掛けていること[3]を**表**に示します。

1 その1　医学生一人ひとりに関心を寄せる

　2日目で問題が発生してしまいましたが、「今どきの医学生は全く……」と即断し

表　医学生への指導のコツ

1. 医学生一人一人に関心を寄せる
2. チームの一員として扱い、スタッフへ周知する
3. 何でもよいので、役割とタスクを与える
4. 少しだけ彼らを追い込む、チャレンジさせる
5. スタッフ全員が教育に関わり、学習環境醸成に努める
6. 毎日振り返りを据える、それを共有する
7. 分からないことを医学生と一緒に調べる
8. 最終日にまとめのセッション、発表の機会をつくる

て対応するのではなく、ここは一つ深呼吸をして鈴木君に向き合ってみてはどうでしょうか？　設定した時間、昼休みにでもまずは世間話をしましょう。出身地、趣味、医学部への動機、部活、体調などです。また今回の実習にあたって自分が設定した実習目標や今現在関心のあることなどを聞いてみましょう。医学校によってはこうしたプロフィールや実習への思いをあらかじめ学生自身に書かせて、実習先の指導医へメールなどで送付しておくことが多いです。その場合には前もって読んでおきましょう。

2 その2　チームの一員として扱い、スタッフへ周知する

外来看護師長はピリピリしているし、学生は緊張しているし、患者の対応はこなさないといけない、いわば「三重苦」を抱えている状態であり、何とかこの重たい雰囲気をクリアしたいです。そんな時は隙間の時間にスタッフの前で再度学生の紹介をしてもらうのがよいでしょう。また患者さんを実習期間中1人担当してもらうことで責任感を持ち、ある程度の裁量権を与えて副主治医として共に関わる体制をとることもやる気スイッチを入れるコツです。そのことをスタッフにも周知し、根回しもしておきましょう。

3 その3　何でもよいので、役割とタスクを与える

例えば、外来実習でも極力手足を動かし、頭を使う実習にすべく知恵を出しましょう。許可をいただいた患者さんの問診、診察を担当するとか、アセスメントを指導医にプレゼンして自分なりの検査計画を述べるとか、診断が指導医と確認で

きた後でも患者さんへの病気の説明や注意事項の説明を「手紙」の形でまとめてみるタスクを課すこともあります。訪問診療では血圧測定などのバイタルサインを積極的にとってもらう、診療の介助に入ってもらうなども効果的です。

4 その4 少しだけ彼らを追い込む、チャレンジさせる

外来でインフルエンザ疑いの患者さんが来て、担当してもらうことになったとしましょう。学生には「許可をいただいたので君が今から問診と診察を合わせて10分間でやって来て、私にプレゼンしてください」と振りましょう。すかさずタイマーをスイッチオンにして看護師さんと一緒に診察室に向かいます。こうした時間を決めて取り組む、君に任せるというセリフを添えて行うのがミソです。その後プレゼンに来てやはりインフルエンザの可能性が高いため、一緒に確認の診察をしました。検査について意見交換して迅速検査をすることになり、この検査も場合によってはチャレンジしてもらいます。もちろん許可を得てですが、積極的に学生にやってもらうよう配慮します。

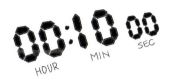

5 その5 スタッフ全員が教育に関わり、学習環境醸成に努める

これまで述べてきた全てのシーンにおいて指導医だけでなく、看護師や他のスタッフの協力なくしては実習は成り立ちません。実習受け入れが初めての医療機関や経験値が少ないところでは実習に対してネガティブな印象を持っておられることが多いものです。そのような雰囲気はどうしても学生側に伝わります。その雰囲気を変えていくのは、もちろん依頼元の教育機関の教員の努力も必要ですが、受け入れ側の指導医の役割でもあると考えています。スタッフ会議や朝礼などの機会を利用して学生実習の意義や目的について丁寧に説明していただきたいものです。また実習を受け入れることによるメリットを具体的に提示していただくと分かりやすいかもしれません。

6 その6 毎日振り返りを据える、それを共有する

日々の実習の経験を4つの項目（よかったこと、改善すべきこと、今の感情、明日の作戦）に分けた振り返りシートを利用して振り返ります。まずは書式に沿って、時間を5分と決めてパッと書いてもらいましょう。学習者と指導者で共有をします。その場で読み上げてもらい、複数の学習者がいればお互いにコメントをもらうように促します。指導者からのコメントも手短に添えます。こうした地道な作業はとても重要で、特にうまくいかなかったことを共有し、分析することで成長のポイン

トになることが多いのです．指導者の役割としては，No blameのルールを徹底するようにファシリテーションすることが求められます．

7 その7　分からないことを医学生と一緒に調べる

　指導医であっても分からないこと，臨床上の疑問全てに的確に回答することは不可能です．そうした時に謙虚に「分からない」と述べた上で一緒に調べてみることが重要なプロセスです．UpToDate®やDynaMed™の検索を一緒に時間を割いて行いましょう．検索に入る前に，何が分かっていて何が分からないのかをしっかり議論することも重要です．

8 その8　最終日にまとめのセッション，発表の機会をつくる

　実習最終日には，学生があらかじめ立てた自己学習目標に照らし合わせてどうだったかを必ず聞くようにしましょう．なかなか回答が得られない時にも最低17秒は待つことにして，それからコメントするようにしてみましょう．自己評価で大部分の学生はかなり正確な評価をしていることが多いです．経験的には1割ぐらいの学生で自己評価が高い傾向があります．そうした場合にはフィードバックに少し注意を要します．部署全体，もしくは病院全体で実習生の学びを知る機会として最終日の昼休みか午後の時間に10分でもよいので設定していただくとよいでしょう．院内放送やポスターなどで告知をしてできるだけ多くの職員に聞いてもらいます．聞いたスタッフから口頭で，もしくは記述の形で学生へのフィードバックをもらえると双方にとってメリットがあります．皆で育てるという雰囲気が醸成されていくきっかけになっていきます．

●おわりに

　当初，波乱に満ちた鈴木君の実習のスタートであったが，指導医の佐藤先生の声かけと周りのスタッフへの根回しが奏功して，徐々に鈴木君も調子が出てきました．日々の振り返りを共有することで，嬉しく思ったり悩んだりすることが指導医の目からすると気付かない点で起きていることが分かり，彼の様子を見ながら学びをサポートするようにしていきました．最終日の発表では，かなりのスタッフが集まり，最初は何となく聞いている様子でしたが，彼が自分の言葉で熱く語る姿にスタッフの皆さんも前のめりに引き込まれていきました．最後にお礼の言葉と引き換えに握手かハグをしてくしゃくしゃにされながら実習を終えることができました．

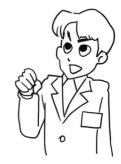

若者対策 tips

- 医学生の表情に一喜一憂しない、ぐっと我慢して観察しよう
- ニコニコしながら、少しだけ追い込みましょう
- やり遂げた後には必ず、声を掛けてフィードバックしましょう

まとめ

❶ 医学生を取り巻く状況は複雑であり、即断せずに気長に対応するほうが良い
❷ 指導医、スタッフ、依頼元教員が連携しながらより良い学びができるように試行錯誤を進めていく
❸ 実習生の受け入れを一つ一つ振り返りながら、双方にとってwin-winの関係になることが学習環境の醸成につながる

参考文献

1) 日本医学教育学会：医学教育白書. 篠原出版新社, 2014.
2) Dornan T, Boshuizen H, King N, et al: Experience-based learning: a model linking the processes and outcomes of medical students' workplace learning. Med Educ 2007; 41(1): 84-91.
3) 吉村 学：各論1 臨床の軸—医師患者関係の中に学生さんを巻き込むには？日本プライマリ・ケア連合学会誌 2013；36(4)：353-354.

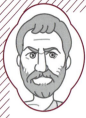

各論①-14

カリキュラムと講義作成
ただ積み上げるのではなく、目標から逆算する！

◎ 中島 義之

学習目標
① アウトカム基盤型教育について学ぶ
② コンピテンシーとマイルストーンについて知る
③ 成人教育と講義に関連性を持って学ぶ

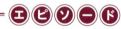

　山田先生は気鋭の救急指導医で地域の柱となる救急病院の部門責任者をしている。そんな山田先生を慕って少なからず研修をする後期研修医がいる。救急病院にはたくさんの患者が集まり、症例はバリエーション豊富で、研修医もたくさんの症例を見ることができて満足気だ。元気に働く彼らを一人前に育てるためにもっと指導を頑張ろう、そう息巻く山田先生であったがふと考えた。一人前の救急医とは何を持って指すのか？ うちの卒業生として送り出せるのか？ 都会にあるうちの病院では農薬の中毒は経験できないし、産婦人科や小児科も別に当直がいるのでそういった症例は経験できないではないか。救急領域の知識は幅広いが自分が臨床で教えているだけで十分なのか？ 習うより慣れる精神で先輩医師の背中を追いかけて独り立ちした山田先生は、自分も思い返せば飛び込み分娩や新生児蘇生など産科関連疾患の研修は不十分だ、と気付いた。普段臨床では産婦人科医師に診療をお任せしており困ることもなかった自分でも不勉強な分野があるのだと再認識し、後期研修医にはどこに行っても対応できる医師になれるように勉強してほしいと思い直した。

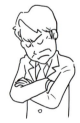

●「何を教えるか」の前に「どういった医師像を目指すべきか」

　一般的に医学教育のカリキュラム作成では近年Kernの6段階アプローチがよく知られています。Kernらのアプローチでは現状の研修医に足りない点、必要な点は何か?といった問題と一般的ニーズから設定する教育目標基盤型です。それに対してアウトカム基盤型教育カリキュラムというものがあります。これは卒業時に必要な能力な何か、というアウトカムからアプローチしています。教育目標基盤型カリキュラムは学習した時間を重視する履修主義と言われ、それでは研修医が何を修得できたのかどうかを観察できていません。そのため修得されたかどうかで評価するアウトカム基盤型教育が現在の医学教育者の主流のカリキュラム作成方法です[1]。その骨格は、①アウトカムに焦点を置く、②身に付けるべき能力を重要視する、③学習時間を重視しない、④学習者中心性を促す、の4つです。これらを意識してカリキュラムを作成する必要があります。今回はアウトカム基盤型教育のカリキュラム作成手順について触れていこうと思います。その手順は表1のようになっています[1]。表1にあるコンピテンシーとは「医療者としてのプロフェッショナルな観察可能な能力で、知識、技術、価値、態度といった複数の要素から構成されている」と定義されています[1]。アウトカムがコンピテンシーに直結しているためアウトカム基盤型教育カリキュラムをコンピテンシー基盤型カリキュラム、と称することもあります。

表1　アウトカム基盤型教育のカリキュラム設計手順のステップ

1　卒業時の必要な能力の決定
2　必要なコンピテンシーとその構成を分かりやすい形に定義付けする
3　コンピテンシーの成長方針に基づいたマイルストーンの定義付けする
4　教育方法、経験、指導方法を選ぶ
5　マイルストーンに沿った成長の測定する方法を考察する
6　プログラムのアウトカム評価を設計する

〔文献1〕を改変〕

●救急領域に必要な能力の決定とコンピテンシー

　それではまず具体的に研修終了時の救急医としての姿はどうあるべきなのでしょうか。Tintinalliなどの救急領域の成書を網羅的に教えればそれでよいのでしょうか。それでは臨床能力や医学的知識があっても患者さんに対して横柄な医師になってしまうかもしれません。逆に患者さんに対しては懇切丁寧だが説明

内容にエビデンスが伴っていない医師、どちらも望ましくないですよね。日本救急医学会の新専門医制度の救急科領域の専攻医研修マニュアルに記載されている「専門研修後の成果（上述のアウトカム基盤型教育のカリキュラム設計手順の①卒業時の必要な能力に該当します）」には以下のものがあります(**表2**)。

表2　救急科領域の専攻医研修マニュアルに記載されている専門研修後の成果

1. 様々な傷病、緊急度の救急患者に、適切な初期診療を行える
2. 複数患者の初期診療に同時に対応でき、優先度を判断できる
3. 重症患者への集中治療が行える
4. 他の診療科や医療職種と連携・協力し、良好なコミュニケーションのもとで診療を進めることができる
5. 必要に応じて病院前診療が行える
6. 病院前救護のメディカルコントロールが行える
7. 災害医療において指導的立場を発揮できる
8. 救急診療に関する教育指導が行える
9. 救急診療の科学的評価や検証が行える
10. プロフェッショナリズムに基づき、最新の標準的知識や技能を継続して修得し能力を維持できる
11. 救急患者の受け入れや診療に際して倫理的配慮を行える
12. 救急患者や救急診療に従事する医療者の安全を確保できる

　また救急科領域専門研修カリキュラムにはコンピテンシーは基本的診療能力としてのコアコンピテンシーと救急医としての専門知識・技術があるとしています[2)]。コアコンピテンシーには以下のものがあります(**表3**)。

　一方、日本よりも教育システムが発達しているアメリカではアウトカム基盤型カリキュラムに取り組んでいます。米国卒後医学教育認定評議会（Accreditation Council for Graduate Medical Education、以下ACGME）が1999年に6つのコンピテンシーを身に付けることを目標に設定しています[3)]。そのコンピテンシーは患者ケア、医学的知識、診療の質管理と改善、対人とコミュニケーション能力、プロフェッショナリズム、システムに基づいた診療です。その他オーストラ

表3　日本救急医学会の救急科領域モデル研修プログラムのコアコンピテンシー

> 1. 患者への接し方に配慮でき、患者やメディカルスタッフと良好なコミュニケーションをとることができる
> 2. 自立して、誠実に、自律的に医師としての責務を果たし、周囲から信頼される(プロフェッショナリズム)
> 3. 診療記録の適確な記載ができる
> 4. 医の倫理、医療安全等に配慮し、患者中心の医療を実践できる
> 5. 臨床から学ぶことを通して基礎医学・臨床医学の知識や技術を修得できる
> 6. チーム医療の一員として行動できる
> 7. 後輩医師やメディカルスタッフに教育・指導を行える

リアやカナダのコンピテンシーもありますが、大きな差異ではありません。また多くの国でコンピテンシーに基づいてアウトカム基盤型教育を行っているのがこのように主流なのですが、コンピテンシーを評価することの難しさや手技を重視してしまいがちになるのでは、といった声や税金を使って医学教育を行うことへの疑問視の声から生まれたものだ、といった批判もあり妥当性は議論が分かれます[4),5)]。しかし、現状では明確な妥当性を持ったカリキュラム作成はほかになく日本救急医学会前述の2つのコンピテンシーのどちらかを参考にして決めるべきかと思います。

●マイルストーンの定義付けを行う

マイルストーンの定義は「遂行可能業務(適切な資質・能力を持つ人に限って任せることができる業務)」を行う能力がある医師になる過程においての明確な能力や行動と定義され、<u>より簡単にいうとコンピテンシー達成のための段階ごとの目標です</u>。これを元にACGMEは2013年にMilestone projectとして救急領域に焦点を当てた23の評価項目を作成しています[6)]（**表4**）。それぞれの項目にLevel 1〜5（Level 1はこれから研修を始める人の目標、Level 5は特別向上心のある研修医）までの達成目標を設定しています。こちらは妥当性も検討されており[7)]、具体性もあるので参考にしやすいかと思います。

学年に応じたLevelのマイルストーンに達成していない場合には指導医からフィードバックを行います。ただしこのマイルストーンだけでは評価できない部分もあるとされていますので[8)]、ほかに自施設オリジナルの評価を加えても良いで

表4　ACGMEの救急領域のマイルストーン

- **患者ケア**
    1. 急変の状態安定化
    2. 病歴と身体所見に焦点を当てた能力
    3. 診断に至るための検査
    4. 診断
    5. 薬物治療
    6. 経過観察と繰り返しての考察
    7. 方針の決定
    8. マルチプルタスク（タスクの切替）
    9. 手技の一般的な方法の習熟
    10. 気道管理
    11. 麻酔と急性疼痛管理
    12. その他の診断と治療のための手技：目標指向型エコー（診断・手技）
    13. その他の診断と治療のための手技：創傷処置
    14. その他の診断と治療のための手技：バスキュラーアクセス

- **医学的知識**
    15. 医学的知識

- **システムに基づいた診療**
    16. 患者安全
    17. システムに基づいたマネジメント
    18. テクノロジー

- **診療の質管理と改善**
    19. 診療における能力の改善

- **プロフェッショナリズム**
    20. プロフェッショナルの価値観
    21. 責任

- **対人とコミュニケーション能力**
    22. 患者中心のコミュニケーション
    23. チームマネジメント

〔文献6）より改変〕

しょう。ただし、マイルストーンを設ける場合には、認知的領域、情意的領域、精神運動的領域のいずれに分類されるのか、また初心者、脱初心者、卒業レベル、熟達者、エキスパート、達人のそれぞれのレベルの達成目標を設定する必要があります。

●年間を通しての講義、講義方法

　これまでのことに基づいてそれを達成するための年間講義計画を作成する必要があります。全てのコンピテンシーについてここで触れることは困難なので医学的知識にフォーカスを当てて考えてみます。しかし、医学的知識だけをとっても救急領域の守備範囲の広い知識を全て指導医が網羅的に教えることは並大抵ではありません。教える内容についてはあまり明確にしている文献はなく、現実的にはTintinalliやRosenといった救急領域の成書を用いるのが妥当かと思います。これらの成書は文献に基づいて網羅的に記載されており、また適宜改訂されており、どの施設でもある程度コンセンサスがあるためです。

　どの程度掘り下げて講義を行うのかは施設の状況によるかと思います。研修医の人数が多ければスライドを作って最新の文献も交えてしっかりと、人数がやや少なければ輪読する、という形でしょうか。成人学習はノールズによる成人学習理論では、①成人は自分たちが学ぶことについてその計画と評価に直接関わる必要がある、②経験が学習活動の基盤を提供してくれる、③成人は自分たちの職業や暮らしに直接重要と思われるようなテーマについて学ぶことに最も興味を示す、④成人の学習は学習内容中心型ではなく、問題中心型という特徴があるといわれています。この特徴から臨床での経験や失敗に基づいたテーマを取り扱う、研修医自身に救急領域での熟達者となるために必要であるという動機付けをして取り組むなどが教育として効果的と思われます。指導医も分担してやることで一方的にならず部門全体で取り組んでいる意識が生まれ、また指導医から臨床のエッセンスを交えて行うとより研修医に喜ばれるでしょう。一般的にはレクチャーとしては症例ベースでのプレゼン、また質問をするなど双方向性の授業が好ましいとされます。

　そのほか救急領域で効果的なレクチャーとして研修医が希望していることは、準備の段階では知識の構築がしっかりとされていること、パワーポイントが適正に使用されていること、またプレゼンテーションの時には興味深い内容であること、情熱を持ってプレゼンテーションすること、臨床と関連性があることなどです[9]。

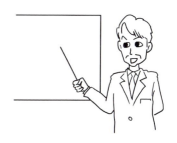

一般的なレクチャーや症例検討についてはこのように進めるべきかと思います。しかし、先ほど述べたように成人学習は問題中心型であることからレクチャーだけではなく、シミュレーションを行い、研修医自身にパフォーマンスの問題点を省察してもらうことも有効な学習方法です。知識だけでなく患者に害を与えずに侵襲的な手技のトレーニングを行えること、稀な症例の経験、医療ミスが許容される、全く同じ症例を複数のグループが経験できるなど、シミュレーション教育には多くの有用性があります[10]。

そのほかにジャーナルクラブによってEBMを身に付け、統計解析について勉強する講義やM&Mカンファレンスによって部門のシステムと個人の改善をする意識を持たせる講義、他科との合同カンファレンスによってシステムや専門的な知識の習得を行うことも良いと思われます。これらは施設の部門の医師数の状況に応じて無理のない頻度で行うのが望ましいと思われます。

●成長の測定とアウトカムの評価

指導や講義を行えばそれで終了、というわけには行かず成長を測定しなければなりません。医学的知識において、米国では**表5**のマイルストーンを用いて評価し

表5 医学的知識 救急患者の治療に適切な医学知識を示す

	Level 1	Level 2	Level 3	Level 4	Level 5
	最初の免許取得のための試験に合格している（例USMLE Step 1、Step 2、もしくはCOMPLEX Level 1とLevel 2）	研修医が成長し、研修中の試験の結果に基づいた自己学習計画を達成している 研修プログラム目標の試験に合格している、かつ/もしくは専門的なローテーションで合格に達していると評価される	研修中の試験にふさわしい合格点を得ている、もしくは合格ラインの中に入っている	国家資格のための試験に合格する可能性が高いこと、年1回の研修中の試験で合格して証明する 研修プログラム目標の試験もしくは評価に完全に合格している 最終的な国家資格試験に合格している（例USMLE Step3もしくはCOMPLEX Level 3）	ＡＢＥＭやAOBEM（米国救急指導医）試験に合格 ＡＢＥＭやAOBEMの資格維持証明プログラムの必要基準を全て満たしている
	☐	☐	☐	☐	☐	☐
コメント						

〔文献6）より改変〕

ています．専門資格の取得を目標に試験によって評価を行っていきます．

新専門医制度に伴って日本救急医学会からも年次に沿った評価表が作成されています[11]．ほかには各施設で試験を作成する，臨床でMini-CEXという評価表を用いた評価，OSCEやシミュレーションを用いた症例での評価などの方法があります[12]．いずれも労力を要し妥当性を担保した定量的な評価の作成は難しいです．そのため日本救急医学会の救急専門医筆記試験やPEER IX（米国救急医の問題集）を用いても良いかもしれません．ちなみに当院では，現状では定量的な試験は行っておらず，指導医や同僚医師，コメディカルなどからの360度評価にて研修医の評価を行っています．少なくとも指導医間で研修医の評価を定期的に行い改善の必要があればフィードバックを行うこと，それを研修医に約束することが必要です．

思った以上にカリキュラム作成，講義の計画を作るのは大変です．部門内で共有意識を持って取り組むことが大事ですが，研修医からもカリキュラムや講義に対してのフィードバックをもらい継続的に改善をしていく姿勢も求められます．

💡 若者対策 tips
- カリキュラムは必ず入職時に共有する
- 事前に成長の測定と評価を行うことを説明する
- レクチャーだけでなくシミュレーションなど用いて教育する

まとめ
❶ アウトカム基盤型教育に基づいてカリキュラムを作成する
❷ そのためのコンピテンシーやマイルストーンを作成する
❸ 成人学習理論に基づいて講義を作る
❹ 必ず成長の測定と評価を行う

1) Frank JR, Snell LS, Cate OT, et al: Competency-based medical education: theory to practice. Med Teach 2010; 32(8): 638-645.
2) 日本救急医学会 専攻医研修マニュアル. http://www.jaam.jp/html/senmoni/doc_kikou/kikou_senkoui_manual.pdf
3) ACGME. http://www.ecfmg.org/echo/acgme-core-competencies.html
4) Glass JM: Competency based training is a framework for incompetence. BMJ 2014;348:g2909.
5) Brightwell A, Grant J: Competency-based training: who benefits? Postgrad Med J 2013; 89(1048): 107-110.
6) The Emergency Medicine Milestone Project. https://www.acgme.org/Portals/0/PDFs/Milestones/EmergencyMedicineMilestones.pdf
7) Beeson MS, Holmboe ES, Korte RC, et al: Initial validity analysis of the emergency medicine milestones. Acad Emerg Med 2015; 22(7): 838-844.
8) Ketterer AR, Salzman DH, Branzetti JB, et al: Supplemental milestones for emergency medicine residency programs: a validation study. West J Emerg Med 2017; 18(1): 69-75.
9) Kessler CS, Dharmapuri S, Marcolini EG: Qualitative analysis of effective lecture strategies in emergency medicine. Ann Emerg Med 2011; 58(5): 482-489.
10) McLaughlin SA, Doezema D, Sklar DP: Human simulation in emergency medicine training: a model curriculum. Acad Emerg Med 2002; 9(11): 1310-1318.
11) 日本救急医学会 専攻医研修フォーマット. http://www.jaam.jp/html/senmoni/doc_kikou/kikou_jisseki_format.pdf
12) Goyal N, Aldeen A, Leone K, et al: Assessing medical knowledge of emegrgency medicine residents. Acad Emerg Med 2012; 19(12): 1360-1365.

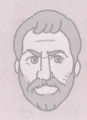

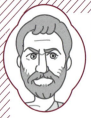

各論①-15

専門医取得とプロフェッショナリズム
専門医取得の過程もプロの第一歩

◎ 舩越 拓・志賀 隆

学習目標

① 専攻医の専門医取得のためにプログラムとして準備すべき項目を知る
② 専攻医のウェルネス・レジリエンスが学習に関連があることを知る
③ 専門医取得準備もプロフェッショナリズム教育の一部であることを知る

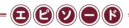

　A先生は〇〇科専門医の取得に向けて後期研修プログラムに入って3年目、来年度の専門医試験を受験する予定である。
　「A先生、来年度はいよいよ専門医試験だね。さっき学会のホームページで一次審査の要項が発表されていたけど大丈夫？」
　「え、そうなんですか？ 全く知りませんでした。でも勤務歴はしっかりありますから問題ないと思います。あとは試験のために勉強しておくだけですね」
　「いや、経験症例の登録や手技も出さないといけないよ。それは記録しているかな？」
　「いや、そんなのしていないですけど……。自分で担当した症例も逐一記録しておかなければいけないのですか？」
　「(部門としても3年ぶりの専門医試験受験者だからなぁ……)そ、そうか。じゃあ一緒に準備しようか……(困ったな、前回の受験者がどの症例を登録したんだろう、重複はダメなんだが……)」

焦って準備したが症例が足りるかぎりぎりの心配をすることになり後日、使用症例の重複を指摘され専門医試験に落ちてしまった。

●はじめに

専門医制度が改定となり各科の専門研修プログラムが発表され、各科独自のルールが多いため専門医取得のための指導を一般化するのは困難です。しかしながら大きく分けて以下の3点が重要になってきます[1]。

- 勤務歴や経験手技や症例の登録の問題
- 筆記試験や口頭試問に臨む際の知識の問題
- 上記2つを確実に終了するプロフェッショナルとしての問題

毎年のこととはいえこれらを制度の理解が十分でないレジデントと一緒に準備するのは大変です。

これらに際して重要と思われる要素を確認していきましょう。

●勤務歴や経験手技や症例の登録の問題

経験手技や症例サマリーは、ともすると期限ギリギリまで仕上げない場合があり、そうした最後に追い込むパターンは受験者本人にとっても、監督する指導医にとっても大変です。

- 追い込みで書いたサマリーは内容を吟味する時間がない
- 症例登録では重複などのチェックが甘くなる
- 指導医もそれらを確認する時間がとれない

などが挙げられます。そのために必要なのは出願までの日程の中で定期的なマイルストーンを設定することです。3年間で20本、サマリーを書かなければならないのだとすると、「1年目には10本書いておきましょう」というような短期間での目標設定が重要です。こうしたタスクの細分化によってお互いのペースを整えることができます[2]。

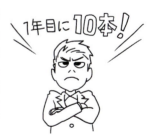

●筆記試験や口頭試問に臨む際の知識の問題

知識は日常の臨床で育まれるものと誰もが考えていると思います。当然ある程度の知識は日常臨床で身に付いているのですが、試験に合格するにはまた別の戦略が必要となります。そのための学習方略を指導医は示してあげるようにします。そのために指導医が行うべきなのが、過去問題の入手法、有用な資料、学習目

標などの提示になります。

　また、多くの専門医のプログラムで規定されているように、専門研修の期間中に定期的な講義やシミュレーションの時間を設けたり、ポートフォリオや定期的な評価のサイクルを設けることが専門医プログラムには求められます。プログラムとしては、このように学習者が自然と知識や技術を身に付けることができるように工夫をしていく必要があります。詳細は136頁の「カリキュラムと講義作成」をご参照ください。

　もう一つ、忘れてはならないのが夜勤や当直によるレジデントの体調への配慮です。指導医が一生懸命指導をしたくても、研修医が疲労困憊だったり、精神的にゆとりがない場合には知識や技術の獲得は困難です。そのために、夜勤や当直前後の睡眠や休息について考える機会をプログラムとして設けることも必要です。また、長期休暇を年に何度か確保することも大切です[3)〜5)]。

　ただ、プログラムとしての教育の骨格だけではやはり十分ではありません。やはり個々人の学習のペースがあり、指導医は一人ひとりに合わせた学習に伴走する必要があります。相手がどんどん自主的に進めていくようならそれを見守るだけでよいでしょうし、計画的に進められないなら1ヵ月でサマリー4本、というより半月で2本という見守り方のほうがペースが大きく乱れないでしょう。

　学習者のペースを見抜き、よいコミュニケーションが築けたら徐々にリードして目指す方向に導いていくとよいとされます。学習パターンに関しても人にはそれぞれが得意とする感覚チャネルがあるとされ、教科書を読む視覚情報、いわゆる耳学問（今ならPodcastなど）などの聴覚情報などそれぞれ頭に入りやすい情報があるためそれに合わせた学習法を提示するといいかもしれません。

　両者それぞれを支えていく時に重要なのは「過去の経験にとらわれすぎない」ということです。サポートする指導医は自身の経験をもとに固定観念を抱きながら専門医試験対策のアドバイスを行うことになるでしょう。しかしながら、学習者の学習スタイルや性格もあり、自分の経験や方法が一般化できるものかは分かりません。また、出題範囲や試験方法が変わっている場合もあります。

　そのため直近のレジデントの体験などを聞いて指導する側も情報を収集しておくといいと思います。

●努力しない研修医はどうしたらよいか

　最後に専門医取得へこちらがいくら頑張って声を掛けても取得に向けた努力をしてくれない研修医に対してはどのように考えればいいのでしょうか。ここでは支援者の陥りがちな心理的ピットフォールがあります。支援者は学習者が求めているものよりもさらに多くの情報を与えられる能力があることが多く、自身の成功体

験もあるため支援として提供したものが受け入れられなかった時に失望もしくは怒りを感じることになります。

　ここで、陰性の怒りの感情がメインになってしまいそれが学習者に伝わってしまった場合には、なかなか支援者である指導医と学習者の関係性はうまくいきません。そんなときにはどうしたらいいのか? ここでもやはり262頁で紹介しているポジティブ心理学をお勧めします。264頁でも紹介しているように、ロサダらは個人が高いパフォーマンスを発揮するには、ポジティブな感情とネガティブな感情の比率が3:1であることが必要という報告をしています[6]。学習者と指導医もチームであり、より良い共同作業を行っていく上でも「ロサダの法則」を参考にしていくことが勧められます。もちろん、十分な援助があったにもかかわらず、最終的に専門医試験への受験資格を得られないとしたら、それは学習者の責任でしょう。ただ、そう諦める前に、学習者のやる気を自然と引き出せる指導医であったほうが自身も楽しいし、プログラムも新たな専門医を輩出できて成功します。

　もう一つ重要なのは、専門医を取得できるというゴールはプロフェッショナリズムとつながるという点です。61頁で紹介しているように、「裁量と規律のバランスを取る」を取ることが求められます。医師に大事なのは裁量ですが、あくまで規律を保った上での話です。EBMが医療の中心的存在となった今、医師の裁量も規律ならびに制約と両立せねばなりません。専門医受験資格のための道のりはプロフェッショナリズムの涵養の道のりでもあります。この観点からも、指導医は諦めずに伴走・援助するとことが求められるのです。

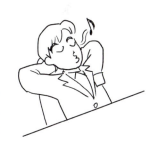

💡 若者対策tips
- 締め切り間際にできていない課題を叱っても関係が悪くなるだけである
- 専攻医の教育でもロサダの法則を重視して褒める必要がある
- 専攻医自身の中にプロになる素質があるので諦めずに伴走する

まとめ

❶ 新専門医制度の中で専門医になるための必要条件を専攻医に伝えねばならない
❷ 研修期間に合わせてマイルストーンを設定し専攻医が着実に成長し、必要事項を達成しているかを管理する必要がある
❸ 個別化をしつつも、各専攻医がプロとして成長していくことを援助する必要がある

参考文献

1) 日本専門医機構：専門医制度新整備指針．http://www.japan-senmon-i.jp/program/doc/new_guideline.pdf
2) Accreditation Council for Graduate Medical Education：米国卒後医学教育認定評議会の定めるマイルストーンについての情報．http://www.acgme.org/What-We-Do/Accreditation/Milestones/Overview
3) Whitehead DC, Thomas H Jr, Slapper DR: A rational approach to shift work in emergency medicine. Ann Emerg Med 1992; 21(10): 1250-1258.
4) Frank JR, Ovens H: Shiftwork and emergency medical practice. CJEM 2002; 4(6): 421-428.
5) Rogers D: Which educational interventions improve healthcare professionals' resilience? Med Teach 2016; 38(12): 1236-1241.
6) Fredrickson BL, Losada MF: Positive affect and the complex dynamics of human flourishing. Am Psychol 2005; 60(7): 678-686.

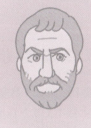

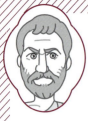

各論①-16

学会や論文作成の指導

やってみせ、言って聞かせて、させてみせ、誉めてやらねば人は動かじ（山本五十六）

◎ 本間 洋輔

学習目標
① 学会発表、論文作成の指導ができる
② 研修医に学会発表、論文作成をさせることができる

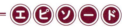

　A先生は新進気鋭の若手医師。今まで数多くの学会発表をしてきました。論文も上司の指導のもと数本ですが作成しています。新天地では自分が指導医となり部門をひっぱることになりました。部下となる研修医も来ることが決まり、今度は自分ではなく部下に同様に学会発表、論文作成をしてもらい、部門を盛り上げようと思ったのですが……
　「臨床が忙しくて研究はちょっと手がまわりません」
　「先生、学会発表しろって言われても、どうやって研究すればいいか分かりません」
　「そもそもデータはどうやってとればいいのですか？」
と一向に進みません。自分の時は大学にデータベースがあって解析を相談できる人もいて、ここでは自分一人、どうすれば進めることができるでしょうか？

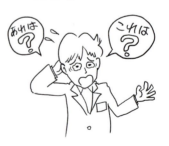

● できない理由を考えよう

研修医が研究を進めることができない理由は下記のように大別できます。

① うまく時間をつくることができない
② 自分の興味を研究に結びつけることができない
③ そもそもデータがない
④ 解析方法が分からない

やりなさいと一方的に言っても、よほどモチベーションが高く時間効率のとれる研修医でないとできません。研修医が研究できない原因は指導医です。指導次第で研究しやすい環境にすることは可能です。では具体的にどうすればいいのか一つずつ考えていきましょう。

● 解決のために

1 目標を決める

研究をやろうと言っても、研修医は見たこともないものがいきなりできることはありません。ですので、まず具体的な目標を一緒に考えてあげることが必要です。

例えば、学会発表をするとして、いつのどの学会を目標とするのかをまず決めます。大きな目標が決まったら次にそこに至るためのプロセスを確認し細かい目標を立てます。予演会を〇〇までに行う、そのためには▲▲までにはスライドを完成させる、そのためには□□までに解析を終わらせる、そのためには●●までにデータクリーニングが終わる……などです。目標が細かく具体的になるほど動きやすくなります。参考までに当科のレジデントの具体的目標を**表**に提示します。

表　学会までのスケジュール（案）

11ヵ月前	● 研究テーマ決定 　→リサーチクエスチョンとPICO、集積データのピックアップ、 ● 研究のウリと欠点を確認
10ヵ月前	● データ収集準備　データベース作成、研究計画書作成/提出
9～6ヵ月前	● データ収集＋クリーニング、解析終了
5ヵ月前	● 抄録登録
4ヵ月前	● データ再チェック、必要に応じて追加修正
3ヵ月前	● 解析再確認、図表作成、論文にするのであれば論文書き始め
2ヵ月前	● スライド作成
1ヵ月前	● 予演会
0	● 学会発表
1ヵ月後	● 研究の振り返りと次回への改善点について話し合い

2 直接指導する時間をつくる

忙しい日々の臨床業務の中で研修医が研究に専念できるように、電話が鳴らない時間をつくれるよう業務を調整するのも指導医の仕事です。例えば、回診後の昼1時間、当直明けの午前中、外来終了後など、時間を決めてその間は臨床から離れて集中できるよう指導医が時間をつくってあげると時間の確保がしやすいです。

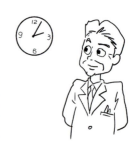

当院救急科では月2回午前中に研究の時間を確保しており、さらにメンターとの研究ミーティングを定期的に開催するようにしています。

また、メールや電話ですませるのではなく、直接進捗を確認し、目標の再確認、次回までにやることの整理、次回の面談の日程を決めると、具体的な目的が立てやすくまた直接会うことで中だるみを防ぐことができます。

3 データベースを作成する

データがないと研究はできません。自施設のデータがないうちは公表されているデータベースを利用する、積極的に多施設共同研究に参加するのも一つの方法ですが、研修医の自由なクリニカルクエスチョンに対応できるよう、また自施設の状況を把握するためにも自施設のデータベースを作成するのが望ましいです。データベース作成のためにはいかに確実に、簡単にデータを蓄積できるかがキモになります。

電子カルテを利用しデータを出力しやすいようにするなど工夫する、独自の入院台帳などを作成するのであれば入力が滞らないよう入力しやすさを工夫するなどが重要です。

参考までに、当院救急科では、電子カルテ（富士通EGMAIN-GXシリーズ）の外来一覧にルールを決めたコンサルト科や手術の有無などのメモを追記することで救急外来患者台帳とし保存しております（図1）。また、よくある疾患やよく行う手技は、カルテから出力できる形式でプルダウンやラジオボックスなどを使用してテンプレートを作成し、研修医の研究に使用する際や質改善を行う際に適宜出力して使用しています（図2）。

4 統計ソフトを手に入れ、使いこなす

データの次に問題になるのが、解析方法が分からない、解析するソフトがない、という問題です。医学の業界ではSAS、STATA、SPSS、JMPなどがよく使用されているかと思います。高額にはなりますが、そのようなソフトを部門で購入す

図1　当科で蓄積している救急台帳

トリアージ区	トリアージ	来院方法	病名名称	最終保存	転帰	診療結果コメント
8	低緊急	自家用車	じんま疹	救急科	帰宅	
7	準緊急	徒歩	左上肢痛	救急科	帰宅	
8	低緊急	徒歩	蠕動亢進	救急科	帰宅	
8	低緊急	救急車	出血性大腸炎	救急科	入院	S 内科 6 南（消化器内科）
8	低緊急	徒歩	急性中耳炎	救急科	帰宅	
8	低緊急	徒歩	左下腿熱傷	救急科	帰宅	F
7	準緊急	救急車	左大腿骨転子部骨折	救急科	入院	整形 5 北
8	低緊急	徒歩	心窩部痛	救急科	帰宅	
7	準緊急	自家用車	急性胃腸炎	救急科	帰宅	
8	低緊急	徒歩	左示指切創	救急科	帰宅	F
7	準緊急	救急車	頭部打撲	救急科	帰宅	9:50 脳外
8	低緊急	その他	全身薬疹	救急科	帰宅	F
5	緊急	徒歩	急性汎発性腹膜炎	救急科	入院	O 14:30 外科 ICU
8	低緊急	その他	急性胃腸炎	救急科	帰宅	
8	低緊急	自家用車	急性胃腸炎	救急科	帰宅	
8	低緊急	自家用車	左前腕切創	救急科	帰宅	F
7	準緊急	救急車	左橈骨遠位端骨折	救急科	帰宅	
8	低緊急	徒歩	急性大動脈解離 Stanford	救急科	入院	14:55 心外 HCU
5	緊急	救急車	急性下壁心筋梗塞	救急科	入院	O 12:35 循環器 HCU
7	準緊急	その他	熱中症の疑い	救急科	帰宅	
8	低緊急	その他	外耳道異物	救急科	帰宅	
7	準緊急	救急車	意識障害	救急科	入院	13:30 内科 4 北
7	準緊急	救急車	敗血症の疑い	救急科	入院	13:46 内科 4 北
8	低緊急	自家用車	足関節外踝骨折の疑い	救急科	帰宅	
7	準緊急	自家用車	蜂刺傷	救急科	帰宅	
7	準緊急	救急車	アルコール性振戦せん妄	救急科	入院	S 17:10 内科 HCU
7	準緊急	自家用車	上腕骨顆上骨折	救急科	入院	14:45 整形 4 南
7	準緊急	自家用車	咽頭炎	救急科	帰宅	
7	準緊急	自家用車	圧迫骨折	救急科	入院	15:40 整形 5 北
8	低緊急	救急車	頭部打撲	救急科	帰宅	
8	低緊急	その他	左拇指挫創	救急科	帰宅	
7	準緊急	救急車	頭部打撲	救急科	帰宅	
7	準緊急	自家用車	尿路感染症の疑い	救急科	入院	19:20 内科 7 南
8	低緊急	自家用車	回転性めまい	救急科	帰宅	
8	低緊急	その他	皮下異物	救急科	帰宅	
7	準緊急	救急車	急性緑内障発作	救急科	転院搬送	○○病院転院
7	準緊急	自家用車	前頭部挫創	救急科	帰宅	
8	低緊急	タクシー	踵骨骨折の疑い	救急科	帰宅	
7	準緊急	その他	痙攣発作	救急科	入院	17:40 小児科

（一部個人情報のため内容を変更してあります）

救急台帳に記載する項目ルール
※あくまで当院の一例です

コンサルトした場合	各科の名前とコンサルト時間を記載します（例 00:00 内科）

※時間を記載することでコンサルトまでとコンサルト後の救急外来滞在時間を分けて計算できるようになる。
・下記に該当する症例であった場合、コメント欄に下記を記載します。

緊急手術、内視鏡、IVRとなった症例：O	後日救急からの手術症例などの抽出に使用します。
教育的症例、シェアしたい症例：K	後日カンファレンスやレクチャーで症例を共有する際に使用します。
デジタルカメラを使用して画像を撮影、取り込みを行った症例：G	後日画像データを使用した症例の抽出に使用します。
縫合後フォローなど予定再診である症例：F	M&Mカンファレンス資料作成で 72 時間以内再診症例をピックアップする際に予定再診を除外するために使用します。

例えば、12:00に外科にコンサルトし、緊急手術となった例で教育的な症例であった場合「12:00外科OK」と記載します。
後日検索機能（エクセルであればフィルタリング機能）で、緊急手術症例を検索したいのであれば、「O」を検索すると、緊急手術症例がすぐに一覧検出できるようになります。

図2　CSV出力できる形式のカルテの1例

救急、頭部外傷	
病歴（自由記載）	自由記載
既往歴・アレルギー歴	自由記載
当てはまる項目全てにチェック （不明な項目はチェックなし）	□地面の高さでの転倒 or 　歩行/走行時の制止した物体への衝突
"Glasgow Coma Scale"	
E: 開眼	⊙4: 自発的 開眼を維持
V: 言語反応（診察時）	⊙5: 適切、見当識あり（2歳未満：機嫌が良い）
M: 運動反応	⊙6: 正常（2歳未満：自発的に動く）
"意識状態がおかしい"の有無 当てはまる項目全てにチェック	□該当する症状なし □不穏 □傾眠 □反復質問 □反応悪い
"高リスク外傷"の有無 当てはまる項目全てにチェック	□高リスク外傷に相当する受傷機転なし
初診時の所見	
身体所見（自由記載）	自由記載
頭蓋骨骨折を触れる	⊙いいえ　〇はい
頭蓋骨骨折の所見	⊙いいえ　〇はい
様子が異なる（保護者所見）	⊙いいえ　〇はい
皮下血腫/腫脹の位置 （複数回答可）	□なし □前頭部、前額部 □それ以外
嘔吐	⊙いいえ　〇はい
強い頭痛	⊙いいえ　〇はい
意識消失	⊙いいえ　〇はい
院内経過観察を指示 （頭部CT撮影の判断前）	⊙なし　　〇はい
A/P	自由記載

↑上記の「□」にはチェックマーク「✓」を入れてください

るか、もしくは最近メジャージャーナルでも採択されるようになったRという無料統計ソフトが手に入れやすいです。また自施設でメインで使用する統計ソフトは自分自身がまずは使いこなせるようにしましょう。

　Rは無料であり使用頻度が増えている統計ソフトですが、コマンド入力という初めて使用する方からすると取っ付きにくい点があります。日本では自治医科大学血液科教授の神田善信先生がユーザーフレンドリーなインターフェースとしてEZRというソフトを作成し公開しています（http://www.jichi.ac.jp/saitama-sct/SaitamaHP.files/statmed.html）。このEZRを利用すると、クリックのみで統計解析ができるようになります。

5 自分が学び、頼れるリソースを確立させる

　「親の背を見て子は育つ」ということわざにある通り、研修医はわれわれ指導医

の姿を見て育ちます。つまり、われわれ指導医が学会発表や論文作成をしないと、研修医もしません。逆に指導医が研究に対して熟練していると、研修医も研究に興味を持つようになります。ですので、指導するためには自らが経験するのが一番です。

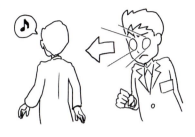

また、自分一人では対応できない場合も出てきます。そのために自分の元所属先や、信頼のおける先生にコンサルトできる体制をとっておくと、なお望ましいです。信頼できるスタッフを公衆衛生大学院に留学させコネクションをつくるのも一つの方法です。

当院はスタッフが順番にSPH（School of Public Health）やMBA（Master of Business Administration）の社会人大学院に留学し、それぞれコネクションをつくりコンサルトや共同研究ができる体制を構築しています。

● 私の秘訣

私はもともと後期研修先であった病院の臨床疫学センターに協力を依頼し、自分のみでは解決できない統計解析の疑問点について質問できる環境を構築しています。また、自ら学ぶために現在SPHにて勉強中です。

自らも積極的に学会発表、論文作成を行うようにし、研修医とは個別に時間をつくり、学会発表や論文作成のサポートをしています。それができるだけの勤務時間の確保を部門としていただいています。

● 最後に

研究を行うことでより深く臨床を学ぶことができますが、最初はその重要性がなかなか理解されず優先順位が低くなることが多いです。しかし、一度できれば重要性が理解でき、次の研究に進むことができるのも研究の特徴です。始めるまでが一番のヤマですので、具体的な目標を決めてこちらも時間を割くことでその大きなヤマを乗り越える手助けをしていきましょう。

💡 若者対策tips
- やりなさいではなく、いつまでに何をするべきかを具体的に示しましょう
- 「できません」「やり方が分かりません」とならないよう、先手を打ってデータ収集システム、解析ソフトが使えるようにしておきましょう
- 指示だけでなく、直接時間をとって一緒に研究の進捗を確認する時間をつくりましょう

まとめ

❶ まず自分がやる
❷ 具体的目標を決める
❸ 時間をとって直接みる
❹ データベースをつくる
❺ 相談できる場所／人をつくる

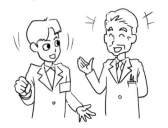

参考文献

1) 志賀 隆, 舩越 拓, 嘉村洋志, 他：考える ER-サムライ・プラクティス. シービーアール, 2014.
2) Kanda Y: Investigation of the freely available easy-to-use software 'EZR' for medical statistics. Bone Marrow Transplant 2013; 48(3): 452-458.
3) Temte JL, Hunter PH, Beasley JW: Factors associated with research interest and activity during family practice residency. Fam Med 1994; 26(2): 93-97.
4) Rothberg MB, Kleppel R, Friderici JL, et al: Implementing a resident research program to overcome barriers to resident research. Acad Med 2014; 89(8): 1133-1139.

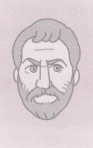

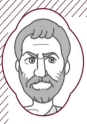

各論①-17

他科からのローテーターにどう教えるか

情けは人のためならず……あなたのためです

◎ 近藤 貴士郎

学習目標

① ゆとり世代の特性を知る
② 外来やベッドサイドで短時間に行える教育法を知る
③ Background question と Foreground question を区別し、臨床的疑問を構造化する

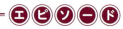
エピソード

　とある科に他科からA先生が3ヵ月ローテートすることになり、B先生が教育担当を任され張り切っています。ひと通り業務内容をオリエンテーションし、いざスタート！ ところが、「珍しい症例が来たけど主治医で受け持ってくれる？」と聞いても「いや、それは興味ないんで」と言われるし、手技を教えようとしても「それは志望科ではやりませんからいいです」とあっさり。カンファレンスでは自分の受け持ち患者のプレゼンテーションは完璧なのに、他人の症例についてはあまり関心がない様子。B先生は自分の科のことを教えたいのに、A先生はあまり関心がないようです。1ヵ月経過して「このローテート中に何を学びたいの？」とA先生に聞くと、「うーん、プログラムでローテートすることになっているので、特に決めてないんです。」
　B先生は「これだから最近の若者は」と積極性のなさに嘆き、あとの2ヵ月をどう教育すればいいのか悩むのでした。

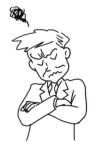

● はじめに

　2018年からスタートされる予定の新専門医制度では、科によっては卒後3～5年目の専門研修の中で、他科ローテーションや連携病院での研修を設けているプログラムがあります。すでに後期研修医教育でローテーション研修をしている施設もありますが、これから後期研修医を受け入れる施設もあるでしょう。初期研修医に対しての教育は慣れていても、後期研修医に対しての教育に戸惑う人は多いのではないでしょうか。ここでは、他科からのローテーター（後期研修医）にどのようにすれば効果の高い教育を行えるかをみていきましょう。

● 初期研修医と後期研修医の違い

　これまで、ローテーターといえば初期研修医が中心でした。1つの診療科で研修する期間はほとんどが1～2ヵ月と短期間ですが、指導医の監督がなければ医療行為はできませんから、診断や治療一つ一つの医療行為を必ずチェックすることになります。医師になりたてで知識もまだまだ浅く、教えたことがそのままその人の医師人生に影響します（前著のタイトル「医師人生は初期研修で決まる！って知ってた？」ですね）。

　これに対して、後期研修医は主治医として行動できるようになり、ある程度自信がついて行動パターンも確立してきます。指導医としても全てをチェックする必要はなくなります。中には自らの信念を持って行動する人もいるでしょう。いったん信念ができてしまうと、知識や手技を教えるならともかく、態度やふるまいを修正するのはなかなか難しいものです。3年目になったとたんに「あの人変わったね」と言われる人も皆さんの周りにもいるのではないでしょうか。

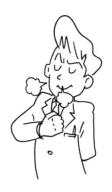

　後期研修医にはこのような特徴があり、いわゆる成人教育のような、プライドを損なわないように、自ら気付いてもらうような教育法が有効といえます。また、「教えることは2度学ぶこと」と言われるように、初期研修医を教育することで、自らの知識を見直してもらうこともできます。

● 今どきのローテーターはゆとり世代？

　冒頭のエピソードに登場するA先生ほど極端な例は少ないと思いますが、積極性のなさや指示待ちのような行動は、いわゆる「ゆとり世代」だから、と考える人もいるのではないでしょうか。たしかに、ゆとり世代といえば、2002年度施行の学習指導要領（ゆとり教育）を受けた世代のことですから、1987年度から1995年度生まれを指すことが多く、2011年度の学習指導要領改訂までゆとり

教育を一部でも受けている世代も含めれば、2003年度生まれまで指すこともあります。ちょうど後期研修医として活躍している世代と重なりますし、今後もゆとり世代がローテートしてくることになります。

　ゆとり世代というとマイナスイメージを持つかもしれませんが、ゆとり世代の特性を知っておくと、特性を考慮した対応が可能になり、問題が生じたとしても対処を想定できるようになります。ゆとり世代の特性を**表1**に示しますが、このような特性を持った研修医の対応に戸惑った経験をお持ちの先生もいるかもしれません。しかし、逆に考えれば、失敗を恐れたり評価を気にする傾向は仕事の正確さにつながりますし、早期の答えを求める傾向は、明確化された業務については成果が期待しやすい、とも言えます。ゆとり世代の特性をうまく活かして業務や指導をすることもできるのです。そもそもゆとり世代は、個性重視の教育を受け、叱責される経験が少ないという背景があります。それぞれの個性やプライドを尊重しつつ、丁寧かつ理論的に指導することがよいとされています[1]。

表1　ゆとり世代の特性

1. 素直でまじめ
2. 自信がなく失敗を恐れる，評価を気にする
3. 個性重視
4. 短期間・即時的な結論を求める
5. 自身の利得・成長につながることを率先して行う
6. マニュアル的な手本を好み，応用は不得手
7. コミュニケーションが苦手
8. 打たれ弱い

〔文献1〕より引用〕

●外来やベッドサイドでの教育モデル

　後期研修医になると、業務量が増え自由な時間がなくなり、教育を受ける機会も減ってきます。入院患者はカンファレンスなどでディスカッションの時間をとることができますが、忙しい外来ではなかなか十分に教育の時間をとることが難しくなります。指導医としては、短時間で効率よく教える方法を知っておきましょう。ここでは3つ紹介しますが、下記以外にもさまざまなモデルが開発されていますので、成書や文献等を参照してください[2]。

1 SNAPPS

　忙しい外来で、短時間で指導を行いながら、診断推論を伸ばせるフレームワークとして開発され[3]、このモデルの効果はRCTでも確認されています[4]。**表2**の6つのステップに従ってプレゼンテーションすることで、どこに問題があるか、どうフィードバックすればよいかが分かります。この方法では、病歴と身体所見から正確に情報を集めることができなければならず、鑑別疾患の順位付けも必要なため、初期研修医にはやや難しいかもしれず、後期研修医向けと言えるでしょう。

　各ステップにおいては研修医が主導するので、その都度理解の程度を確認することができます。また、不明な点や曖昧な点について指導者と議論する、というステップが入っていることが特徴で、思考過程を確認しながら学習者の弱点を把握することができ、さらに学習を促すこともできます。ただ、できる人にとっては冗長に感じるかもしれませんので、学習者のレベルに応じた対応が必要です。

表2　SNAPPS

- Summarize the patient：患者情報を要約してプレゼンテーション
- Narrow the differential：鑑別診断を絞り込む
- Analyze the differential：鑑別を分析し、比較させる
- Probe the preceptor：指導医に質問させる
- Plan management：診断、治療計画を立てる
- Select a case-related issue：課題を明らかにして、学習テーマを選ぶ

2 Aunt Minnie model

　比較的コモンな疾患や診断がはっきりするような典型例などでのパターン認識に重点をおいたモデルです[5]。まず、研修医が患者を診察して、主訴と診断や治療の短いプレゼンテーションをした後、指導医が患者を診察して研修医の方針に賛成するかどうかを述べ、賛成しない場合は症例のポイントのフィードバックをします。細かいプレゼンテーションを省くので短時間で終えることができますが、パターン認識が目的なので、ある程度経験を積んだ研修医に有用です。ほとんどの症例で使うことができますが、病歴や診断にはっきりしない点がある場合では、無理してこのモデルを使う必要はありません。

3 One-minute observation

　研修医の診療の態度やふるまいをチェックしたい時に使うモデルです[6]。まず、

研修医に診療風景をチェックすることと、途中で診察室に出入りすることを伝えます。次に、患者にも研修医の診察途中に指導医が出入りすることを伝えます。その後、研修医に実際に診察させ、指導医は診療風景を観察したら、何も言わずに診察室から立ち去ります。診察が終了したら、研修医にフィードバックをして、今後学ぶトピックを伝えます。研修医の診療に同席することで、知識や思考過程のみならず、患者とのやりとりや言動など実際にどういう診療をしているかを見ることができます。

●後期研修医の疑問の型

最後に、後期研修医が持つ疑問のタイプからアプローチしてみます。臨床的疑問には大きく分けて2種類あることをご存じでしょうか。医学生や初期研修医にとっての臨床的疑問は「肺炎の原因菌は?」「降圧薬の選択は?」など疾患や病態に関しての一般的な知識に関する疑問 (background question) が多いと思いますが、臨床経験を積むに従って、background question は徐々に減り、目の前の個々の患者に対してのより特異的な疑問 (foreground question) が生じてきます(図)[7]。background question は一般的な教科書を参照すれば解決できますが、foreground question を解決するにはコツが必要です。foreground question では多くの場合、ガイドラインや原著論文を調べる必要があり、疑問を構造化することで解決の糸口が見えてきます。どのような患者(Patient)に対し

図　臨床経験と疑問の変化

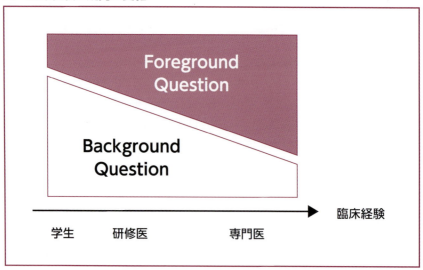

て、どんな介入（治療）をした場合（Intervention）、何と比べて（Comparison）、どういう効果があるか（Outcome）をそれぞれ明確にしましょう。頭文字をとってPICOと覚えます。介入ではなく、どのような要因があるか（Exposure）を疑問にしたい場合は、PECO（83頁参照）となります。例えば、目の前の糖尿病患者に対して新薬Aを投与する価値があるかという疑問が生じた場合、「糖尿病に対して新薬Aは有効か？」という漠然とした疑問ではなく、「糖尿病に対して、新薬Aを投与すると既存薬Bを投与した場合と比べて、生存期間は延びるか（合併症は減るか）」といったように構造化します。こうすると、PICO/PECOのそれぞれの要素をキーワードにしてPubMedなどで検索すれば、疑問を解決し得る文献にヒットする可能性が高まります。もし、どれだけ検索してもヒットしなければ、その疑問は臨床研究のテーマになり得るので、心の隅にとっておきましょう。

　指導医としては、研修医の疑問がbackgroundなのかforegroundかを明確にして、foregroundであればPICO/PECO形式に構造化するように導きましょう。自分の疑問に自分で検索して解決してもらえるようになれば、問題解決能力を伸ばすことができるだけでなく、指導医の業務量も減るかもしれません。

● **おわりに**

　この項では、他科からのローテーターへの教育法をみてきました。おそらく困るのは、冒頭のエピソードに登場したA先生のように学習態度に問題のある研修医だと思います。医学的知識や手技は教育することができても、なかなか態度にまで介入するのは難しいものです。前述したゆとり世代の特性を意識して対応するとよいかもしれません。もちろん、何も言われなくても積極的に知識や手技を吸収して成長していく研修医も多いですが、そのような研修医に対しては、外来教育モデルやPICO/PECOでのアプローチを試みるとより効果の高い教育をすることができると思います。いずれにしても、ローテート開始前にローテート期間の研修目標を明確にしておくことは大切だと思います。皆さんの施設で参考になれば幸いです。

💡 **若者対策 tips**

ローテーターが自分の科に入ってくれたり、科の良い宣伝をしてくれるために以下を知っておきましょう。
- ゆとり世代は自信がなく、失敗を恐れる
- ゆとり世代はマニュアルや検索は得意だが、考えて行動は苦手
- ゆとり世代は打たれ弱いので、やさしい指導が必要

> **まとめ**
>
> 他科ローテーターを味方にするために
> ❶ゆとり世代の特性を意識して対応しよう
> ❷短時間で効果的な外来教育モデルを実践しよう
> ❸Foreground questionはPICO/PECOに構造化して自己学習を促そう

参考文献

1) 藤原広臨, 上床輝久, 内藤知佐子, 他：研修医と現代のうつについて―ゆとり世代の到来を踏まえた, 現代的解釈と対応―. 日プライマリケア連会誌 2017；40(1)：46-51.
2) Green GM, Chen EH: Top 10 ideas to improve your bedside teaching in a busy emergency department. Emerg Med J 2015; 32(1): 76-77.
3) Wolpaw TM, Wolpaw DR, Papp KK: SNAPPS: a learner-centered model for outpatient education. Acad Med 2003; 78(9): 893-898.
4) Wolpaw T, Papp KK, Bordage G: Using SNAPPS to facilitate the expression of clinical reasoning and uncertainties: a randomized comparison group trial. Acad Med 2009; 84(4): 517-524.
5) Cunningham AS, Blatt SD, Fuller PG, et al: The art of precepting: Socrates or Aunt Minnie? Arch Pediatr Adolesc Med 1999; 153(2): 114-116.
6) Ferenchick G, Simpson D, Blackman J, et al: Strategies for efficient and effective teaching in the ambulatory care setting. Acad Med 1997; 72(4): 277-280.
7) Guyatt G: Users' Guides to the Medical Literature: Essentials of Evidence-Based Clinical Practice (3rd ed), (Uses Guides to Medical Literature). McGraw-Hill, 2015.

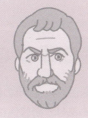

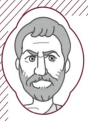

各論①-18
新世代の教え方　認知的不協和を大事に
人間は演じているうちにその人格になってしまう
現実と虚構の境目

◎ 髙橋 仁

学習目標
① 認知的不協和理論に関して知る
② 認知的不協和理論を用いて行動変容を起こす

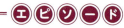

　若手指導医A（以下、A医師）は、自身の研修医時代に指導医から厳しい指導を受けていた影響もあり、研修医に対し厳しく指導していた。ある日、研修医からの指導医評価があり、ほとんどの研修医から、「指導が厳しい」「怖くて近づけない、質問できない」などの評価があり、A医師は落ち込んでしまった。そのため、A医師は若手指導で評判のベテラン指導医B（以下、B医師）に相談してみることにした。

A医師：どうしたらB先生のように若手をうまく指導できますか？
B医師：実は私も若手のころは厳しくて有名だったんですよ（笑）
A医師：え？そうなんですか？ではどうやって今のようになったのですか？
B医師：勤務中は"良い指導医"を演じるようにしました。気が付いたら自然に今のようになりましたよ。

　A医師は半信半疑だったが、翌日から勤務中は極力若手にやさしく指導するように演じた。数ヵ月後A医師は気付いたら、優しい指導が自然にできるようになっていた。

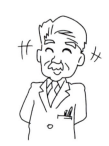

● はじめに

　このA医師とは、実は私のことです。どうやって指導すればと悩んだ末、指導医に相談したところ、「演じればそのうちできるようになります」と言われました。当初は「本当かな？ そんなで変われるかな？」と半信半疑でした。当初はマスクを付けているイメージで別人格を演じ、心の中では違うことを思っていてもとにかく演じていました。具体的には、「いい質問ですね！」「素晴らしいプレゼンだったね」などの必ず褒めるようなフレーズをルーチンで入れて、理想の上司を思い浮かべながら演じました。そのうち、自然に口から「いい質問ですね」などの肯定的なフレーズが出るようになり、ほかの指導方法でも優しくなることができました。この変化の過程に、心の中で認知的不協和が起きており、それが指導法の変化を促した可能性があります。

● 認知不協和とは？

　認知的不協和 (cognitive dissonance) は1957年に、アメリカの心理学者、レオン・フェスティンガー (Leon Festinger、1919-1989) によって提唱された理論です[1), 2)]。その理論は、

①認知要素 (知識) 間に矛盾した関係 (不協和的関係) が生ずると、それを解消し協和的関係を作り出すように行動や態度変化が起こる。

②その不協和を低減させる圧力は、既存の不協和の大きさに比例する。

というものです。

　またその不協和を低減させる手段は、

イ．不協和関係に含まれる要素の1つまたはそれ以上を変える。

ロ．既存の認知と協和的な新しい認知要素を付け加える。

ハ．不協和関係に含まれている要素の重要性を減少させる。

ということが挙げられています[2)]。

　<u>矛盾した2つ以上の認知が生ずると心の中に不快感や不安感が生まれ、それを解消／低減させる行動に出る</u>、ということです。禁煙を例にした具体例で考えてみましょう。

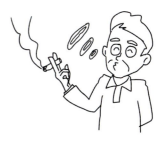

　Cさんは数十年1日40本以上喫煙するヘビースモーカーです。ある日、テレビで"喫煙は肺がんのリスクである"という情報を得ます。ここでCさんの中で、認知①-"私Cは喫煙する"という要素と、認知②-"喫煙は肺がんのリスクである"という認知要素は矛盾する、相反する関係 (不

協和的関係）であり、Cさんの中に認知的不協和が生まれます。そのため、この認知的不協和を解消するように行動や態度の変化が生まれます。もっとも望ましい行動は、認知①を変化させ（前記のイ）、認知③-"私Cは禁煙する"とすれば、認知②と認知③は矛盾しないため、不協和は解消されます。しかし、中には、認知④-"喫煙していても癌にならない人もいる"という、認知②と協和的な要素を付け加えること（前記のロ）より不協和を低減させる方法をとることがあります。また認知⑤-"喫煙によりストレスが減るので、むしろ喫煙は健康に良い"という認知②の重要性を減少させる方法（前記のハ）をとることもあります。

●フェスティンガーの1ドルの報酬実験

フェスティンガーはこの認知的不協和を確認するために面白い実験をしています[3]。実験内容は、参加する学生に単調な作業を行わせ、報酬を払い、次に同じ作業をする学生にその作業の楽しさを伝えさせる実験です。あるグループには少ない報酬（1ドル）を、あるグループには多い報酬（20ドル）を与えました。結果は、報酬の少ないグループの方が、報酬の多いグループより、作業が面白いと伝える割合が高かったのです。これは、認知①-"作業は実際つまらない"と、認知②-"作業が楽しいと伝えなければいけない"という、認知の間に不協和が生じたのですが、報酬が少ないグループの方はその不協和の度合いが強く、その不協和を解決する行為（ここでは次のグループに面白いと伝えること）が生まれたのではないかとされています。報酬が多かったグループは20ドルをもらったことで、作業がつまらなかったことが正当化された、と実験結果から推測されています。

フェスティンガーは他にも、「宗教団体の予言が外れた時、信者たちはどのようになるか」という興味深い観察実験も行っています[4]。

●どのように良い指導医になるか？ −認知的不協和を用いて−

エピソードの例に戻りましょう。認知①-"若手の指導は厳しく行う"、認知②-"厳しい指導をすると若手から嫌われる"、という認知①と②は、矛盾する関係であり、認知的不協和が起きます。認知的不協和が起きると、心の中に不快感、不安感が生まれるため、不協和をなくす行動や態度変化が起きます。そのため認知①を変えた、新しい認知③-"若手の指導は優しく行う"という行動変化につながるのです。

ここで大事なのは、先に挙げたように、認知的不協和を低減させる方法には、

いろいろあります（前記のイ、ロ、ハ）。この指導医の例でいうと、認知①の重要性を下げるような認知④-"若手の指導を行わない"、などの方法も、認知的不協和を低減させる方法となります。

認知的不協和からの不快感・不安感を利用して、行動や態度を変更させることができますが、負の行動／態度変更にならないように意識することがとても大事です。

認知的不協和の理論は、さまざまな分野で基礎研究や応用研究がされています[2]。医療の世界ではAIDS予防への応用研究などがあります[5]。

💡 若者対策tips
- 若手の協力なくして、仕事は成り立たない。若者に嫌われないよう、良い上司を演じよう。演じているうちに認知的不協和で良い指導医になれるかもしれない
- 自身の理想の上司を演じてみよう。言葉や行動を実際にマネすると、自然と身に付く
- 周りの同世代の人で、若手に人気がある人の行動をマネしてみよう

まとめ
❶ 認知的不協和の理論を用いて、行動変容を行うことができる
❷ ただ、負の行動／態度変更にならないように意識することがとても大事

参考文献

1) Leon Festinger: A Theory of Cognitive Dissonance. California, Stanford University Press. 1957.
2) 三井宏隆, 増田 真, 伊東秀章：認知的不協和理論—知のメタモルフォーゼ（レクチャー「社会心理学」2）. 垣内出版, 1996.
3) Festinger L, Carlsmith JM: Cognitive consequence of forced compliance. J Abnorm Soc Psychol 1959; 58: 203-210.
4) Festinger L, Riecken H, Schachter S: When Prophecy Fails. University of Minnesota Press, 1956.
5) Aronson E, Fried C, Stone J: Overcoming denial and increasing the intention to use condoms through the induction of hypocrisy. Am J Public Health 1991; 81: 1636-1638.

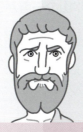

メンタルケア・ウェルネスについて

各論②

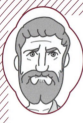

各論②-1

研修医のうつ病対策
複数の目で見て、氷山の一角から全体を予測する

◎ 吉村　学

学習目標

① 初期臨床研修医の約3割はうつ病またはうつ傾向があることを認識できる
② 研修医の発するさまざまな兆候をつかんで迅速に対応することが重要であると認識できる
③ 何も対策を取らない場合には悲劇的な結末になることもありうると認識できる

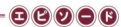

　佐藤先生は48歳の総合診療医で公立の診療所に所長として勤務している。毎年近隣の臨床研修病院から年に4名ほど初期研修医（多くは卒後2年目）を受け入れて1ヵ月間指導している。今月は高橋さんが地域医療研修に来ている。研修病院の指導責任者である後藤先生から彼女に関しての申し送りの連絡が電話であった。「お世話になります。今度先生のところに行きます高橋先生ですが時々体調がすぐれない時がありますのでご配慮のほどよろしくお願いします」と。「やれやれ、気が重たいな」とつぶやきながら電話を切った。
　高橋先生が来てから、初日からいろいろな内容（外来研修、訪問診療同行、乳幼児健診等）に参加してもらっている。2日目以降に少し疲れた表情や机に伏せている姿を見かけるようになってきた。看護師からも高橋先生の様子について「どうも調子が良くないようです」と佐藤先生に報告

> があった。佐藤先生はその日の夕方に本人との面談を提案。所長室で高橋先生にインタビューを行った。その様子や身体症状からうつ病を疑った。「ここで薬を出してほしい」と本人希望もあったため、1週間ほどの自宅療養と抗うつ剤の投与を開始した。しかしすぐには良くならず、むしろ症状はこじれてきたため、手に負えないと判断して後藤先生に急遽連絡して精神科（メンタルクリニック）を家族同伴のもとで紹介受診することになった。

● 問題のある研修医

　この研修医に限らず、指導医やスタッフにとって「あれ？」「なんだか変」と感じる研修医にはしばしば遭遇します。欧米ではproblem learnerとして認識されて研究報告も多く出ています[1]。その定義は「何らかの専門職（研修責任者やチーフレジデントなど）による介入を必要とする『問題』を呈している研修医」とされています。

　その症状や兆候を**表1**に示します。実にさまざまなものが外部から観察できることが分かります。このうちアンプロフェッショナルな行動としては錦織らの報告が参考になります[2]。この稿ではこの中でうつ病・うつ症状について述べていきます。

表1　問題のある研修医に見られる症状や兆候

1. 筆記試験や実技試験不合格
2. 定期的な行事に遅刻または欠席
3. 知識不足、臨床スキル不足。段階によって一定しない
4. 患者さんや同僚に対してプロフェッショナルらしからぬ行動 unprofessional behaviors、特に対人関係スキルに問題あり
5. 洞察が欠けている
6. 不安やうつを抱えている、チームの一員になることへためらい プロフェッショナルとしての行動が欠けていることが目安になる

〔文献1）より一部改変〕

● 研修医のうつ病・うつ状態

　瀬尾らの報告では、わが国の実に初期研修医の約2割においてうつ病・うつ状

態にあるとする衝撃的な報告がありました[3]。2015年に報告されたシステマティック・レビューでも約3割にあるとされており、世界共有の課題です[4]。原因としてはさまざまな報告がありますが、過酷な勤務状況、特に時間外勤務時間の多さが要因として挙げられています。また学生時代と研修医生活との大きなギャップ、プレッシャー、責任の重さ、セルフマネジメント能力の不足、病院側の体制不足（カウンセリング等）もあります。

●うつ病を疑う兆候

　厚労省のマニュアルによるとうつ病には多彩な兆候があると言われています[5]。身体症状として、体がだるい、眠れない、食欲の低下、頭痛がよく報告され、精神症状としては元気がない、意欲減退、自己評価の低下、罪悪感、焦り、仕事が手に付かない、さらに進むと希死念慮などが出てくる。行動面で観察されることは、業務上でのミス、遅刻、身だしなみの乱れなどで気付かれることがあります。

●最も大事なことはきちんとした枠組みを持って対応すること

　うつ病を疑われた研修医problem learnerの対応は緊急事態ですから個別の対応を優先すべきですが、一般論として指導医側がきちんとした枠組み（フレームワーク）を持って対応することが重要です。表2に具体的に示します。第一段階は手がかりから問題の同定、第二段階は確定、第三段階は最終的に介入するまでの時間軸で考えるとチェックしやすく便利です。

　この事例で考えてみると、看護師からの報告で「元気がない、やる気がない」という行動・態度面が問題であり、指導医自身の観察でもそのことが確認できました。研修医自身の問題であり、当然改善すべきものと考えられます。

●周囲の対応

　普段直接関わっている指導医が上記のような兆候を認識するのは当然ですが、職場の同僚である看護師や事務職員などのスタッフの果たすべき役割も大きいものです。なぜならこうしたスタッフに研修医からいろいろな訴えを伝えていることが多いからです。訪問看護などの研修で移動中の車内でスタッフに話すこともあります。そうした時に傾聴するスキルを駆使して、またうつ病かもしれないと念頭に置きながら情報収集して行くことが望ましいでしょう。そして得られた情報を指導医へつなぐことができるとより良い対応ができます。

表2　問題対応のフレームワーク

■ **手がかりから問題の同定まで**
- 何が問題なのか
- 誰の問題なのか
- その問題は変えるべきものなのか

■ **問題の同定から問題の確定まで**
- 何が問題なのか？
- その問題に対して研修医の見解は？
- 研修医自身が考える強みと弱点は？
- 研修医自身に関連する生活歴は？
- 指導医およびシステムの強みと弱点は？
- 同僚はその研修医のことをどう捉えているのか？

■ **問題の確定から介入まで**
- 何の問題をあなたは直そうとしていますか？
- どうやってその問題を直そうとしていますか？
- その介入には誰が参加しますか？
- どの程度の時間をかけて行う予定ですか？
- どうやってその評価を行いますか？
- どうやってそのことを文書にしますか？

〔文献1）より一部改変〕

●問題を抱えた研修医への対応

　うつ病を疑う兆候があるにもかかわらず、放置した場合には最悪の顛末（自殺）になることがあります。こうした結果にならないためにも指導医としてきちんとアセスメントする必要があります。そしてひとたび疑った場合には、まず研修自体をいったん中止します。そして指導医自らが直接治療することはせずに、緊急事態であることを踏まえて派遣元の研修病院責任者へ直ちに連絡を取るべき

です。そうでないとこの事例のように指導医自身も巻き込まれて大きなストレスがかかってしまい、2人とも悪い転帰を取る可能性が高くなります。お互いの身を守ること、そして何よりその医療者（研修医および指導医）から直接ケアを受ける患者さんに悪影響が及ばないようにするためにも行動を起こす必要があります。何もしないという選択肢はないのです。

●問題の同定から問題の確定へ

シナリオにあるような当初の対応を変更しました。態度領域の問題を同定した後は、再度研修医本人にインタビューを行い、研修医の見解を聞きました。高橋先生は「自分でもここ数ヵ月体調がすぐれなくて困っていた。先生に声掛けしてもらい嬉しかった。うつ病ではないかと思っています。申し訳ありません。」と素直に答えました。面談の中で、チェックリストに沿って話を進めてみて、その結果以下のような答えが返ってきました。「自身の強みは真面目であること、自分に厳しいことであるが、逆に今回のような場合になった一因として弱点になった可能性があること」も言及しました。これまでの人生の中では挫折はなく、今回が初めてであったと言います。システム上のことについては指導医として特段考えることがなかったし、ほかの同期の研修医から情報を得ることもできませんでした。

こうした研修医との面談はストレスがかかるものであり、冗長になりがちですが**表2**のようなガイドがあると一定の水準で実施できます。

●問題の確定から介入まで

問題は研修医自身のものであり、態度領域として表出されているがそれはうつ病が原因としてあります。**表3**に対処策の枠組みを示します。高橋先生の場合には態度領域、研修医自身の問題=うつ病の2つの領域がすぐにチェックできます。ただ研修病院での体制、システムにも問題の根があった可能性についても考察する必要があります。**表2**のステップに沿って対応を追ってみました。態度領域と研修医自身の問題を取り扱い、その解決は研修の中断と当院での治療の中断、そして精神科専門クリニックへ紹介受診と変更しました。研修病院の指導責任者に連絡をとり、その旨を伝えました。当院の看護師長にも関わってもらい、本人の許可を得て家族に連絡して、サポートと受診のことを伝えました。面談後にすぐ段取りを進め、治療経過についてその後報告をもらうこととし、一連のやりとりを文書に残すとともに、それを研修病院の管理者へ報告しました。

●研修医に見られる反応

面談の後に問題を指摘した時にはいろいろな反応が見られると報告されています。否定、逃避、防衛反応、怒り、萎縮、そして受容です。幸い高橋先生の場合には受容されてスムーズに進みました。指導医にとってはBad news tellingでもあるため自身の調子が良い時でないとなかなか難しいものがあります。基本的には1対1で面談を行うこと、鍵がかかる部屋で行うことが重要であるとされています。特にうつ病を疑う場合にはこうした配慮が欠かせません。

表3 問題同定後の対処策の枠組み

知識領域の問題	態度領域の問題	スキル領域の問題
例)知識不足、基礎医学・臨床医学	例)やる気低下、洞察不足、自己評価の問題、医師患者関係に課題あり	例)情報解釈能力低下、対人関係スキル低下、手技スキル低下、臨床判断が低い、まとめる力の低下
対処策)強みと弱点を確認すること	対処策)態度領域の問題は見つけやすいが修正するのは大変	対処策)知識の課題と重なることが多い。強みをきちんと認識
指導医自身の問題	研修医自身の問題	システムの問題
例)指導者の解釈、期待、感情;個人的な経験とストレス;同僚の解釈、期待とストレス	例)関連する生育歴と個人的な問題(急性ストレス・学習障害・精神科疾患・薬物依存)	例)標準が不明瞭、責任が不明瞭;労働負荷が大きい;教育や指導が一貫しない;現在進行形のフィードバックがない、実践評価がない
対処策)他者からフィードバックをもらう	対処策)学習者の期待を聞く、問題を指摘されての反応に対応する	対処策)委員会で自己点検、外部評価

〔文献1)より一部改変〕

● その後の顛末

　佐藤先生と看護師さんたちの迅速な対応により、当初の治療を変更して専門クリニックへ紹介とし、高橋先生の研修をいったん中止しました。そしてうつ病の治療を紹介先のメンタルクリニックで行い、家族のサポートも受けて自宅療養をしながら順調に回復の途上にあると報告を受けました。研修病院の指導担当後藤先生と佐藤先生は臨時の意見交換会を行いました。病院側からはこうした事例は初めての経験であったこと、きちんとしたマニュアルが整備されていないことが判明したので是正するべく早速検討チームが結成されたとのことでした。つまりシステムの問題もあったのです。診療所のスタッフや佐藤先生自身も今回のことでやや疲れたため、3ヵ月先の研修医受け入れをいったん中止することにしました。院内の勉強会で大学の医学教育部門の先生に来てもらい、こうした問題を抱える研修医への対応全般を学ぶことにしました。

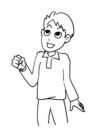

● おわりに

　はじめは小さな症状や兆候であるにもかかわらず重大な顛末になる可能性のあ

る研修医のうつ病。自分たちの設定で実際に遭遇したことで、しっかりと認識して対応する重要性をこの事例から学びました。幸い順調な経過をとっていると報告を受けて指導医もスタッフもホッとしています。<u>健全な心身の状態の専門職からいいケアは生まれると言われており</u>、そのことを改めて学ぶことができました。

💡 若者対策 tips
- いろいろな表現系で研修医のうつ病は出てくるので鑑別診断に必ず上げておく
- 決断と行動は迅速に、何もしないという選択肢はない
- 研修医の周囲(家族やスタッフ)へのサポートもセットで忘れずに

まとめ
❶ 研修医のうつ病の頻度は高いことを頭に入れて観察を行うようにする
❷ 指導医だけでなく関わるスタッフにも研修医のうつ病のサイン、疑った場合の連絡体制、声かけの仕方を共有しておく
❸ いったん決断したなら、早く動く必要がある

参考文献
1) Steinert Y: The "problem" learner: Whose problem is it? AMEE Guide No. 76. Med Teach 2013; 35(4): e1035-e1045.
2) アンプロフェッショナルな学生の評価. http://www.highedu.kyoto-u.ac.jp/forum/movie/pdf/2016/Nishigori_3.pdf
3) 瀬尾恵美子, 他:文科省科研費助成研究. 初期臨床研修における研修医のストレスに関する多施設研究 (2010-12). 2013.
4) Mata DA, Ramos MA, Bansal N, et al: Prevalence of Depression and Depressive Symptoms Among Resident Physicians: A Systematic Review and Meta-analysis. JAMA 2015; 314(22): 2373-2383.
5) 厚労省:うつ対策推進方策マニュアル. 2004.

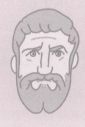

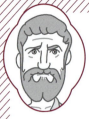

各論②-2

睡眠について
幸せな研修医は良い睡眠をとれている

◎ 安 炳文

学習目標

① 睡眠不足状態ではパフォーマンスが低下することを知る
② 睡眠不足は体と心の健康を脅かすことを知る
③ 睡眠はマネジメントするものであることを知る

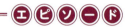

　A研修医は働き始めて3ヵ月目の、何事にも熱心に取り組む優秀な研修医であった。彼が勤務する病院では当直明けの医師は帰宅して休養することとなっていたが、Aは当直明けにもローテート中の病棟患者の回診をいつもと変わらずに行い、カルテ記載と治療計画を立て、患者の検査・治療方針について進んで指導医とディスカッションを行うため、周囲の指導医からの評判は大変良かった。一方で「いったいいつ眠っているんだろう」と心配する意見も出ていた。直接指導に当たっていたB指導医から見て、Aは最近少し疲れているように見えた。Bが「頑張っているな。疲れてないか?」と声を掛けても、Aは「大丈夫です」と答えるばかりだったので、Bは自分自身も若いころはそうだったかな、と思い直してそのままにしておいた。今日もAは当直明けに自主的に病院に残り働いていたが、午後に看護師から頼まれた採血で針刺し事故を起こし、ひどく落ち込んだ。その翌日からAは体調不良を理由に数日間仕事を休んだ。後日の産業医の面談で、Aの平日の平均睡眠時間が3時間程度だったことが明らかとなり、かつ軽度の抑うつ状態であると診断された。A

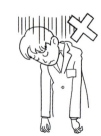

はいったん職場復帰したものの、その後再び職場に出てこられなくなり、しばらく研修を休むことになってしまった。

●はじめに

　指導医の皆さんは眠ることに興味はありますか？「そりゃあ俺だって眠りたいよ。でも自分が若いころは毎日忙しくて睡眠どころではなかったよ！」というのが本音ではないかと思います。なにせ仕事を始めたばかりの研修医は、日々新しいことを学ばなければならないだけでなく、各科ローテーションによる環境変化への順応も必要ですから、どうしても仕事のペースをつかむまでに時間がかかり、生活は不規則になりがちです。2年の研修生活を終え、各専門領域の後期研修医となれば、今度は専門医となるためのより深い勉強と修練が待っています。眠る時間を惜しんで仕事、勉強に励む人が多いことでしょう。

　一方で最近はワークライフバランスを重視する世の中の流れもあります。仕事は楽しいし好きだけど、自分の時間も大事にしたいという人も多くなりました。私自身は悪いことではないと思っています。医者も人間です。自分の時間や家族・恋人との時間を追求してよいはずです。中には両方を貪欲に追求しようとした結果、削るのが睡眠時間になる、といった人もいるかもしれません。仕事と趣味の時間に比べたら睡眠などは取るに足らない、というわけです。

　もしかして、若いころは眠らなくても大丈夫！と思っていませんか？ それは間違いです。睡眠の問題はその人自身の健康だけでなく、仕事上の安全、パフォーマンスとも大きく関係しています。すなわち睡眠のことを知ることは、自身や皆さんが指導する研修医の健康を守るだけでなく、患者の安全を守ることにもつながります。研修医を指導する立場の指導医にこそ、ぜひ睡眠について学んでいただきたいと思います。

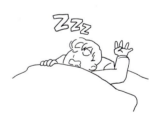

●睡眠不足ではパフォーマンスが低下する

　睡眠不足の状態でも頑張れるか。多くのやる気にあふれている前期・後期研修医はきっと頑張れると思います。若い時には重症患者の診療で夜遅くまで残って対応したり、病院に泊まり込んだりしないといけない場合もあるでしょう。時にそのような経験が、臨床医としての自分を大きく成長させてくれる場合があることは間違いありません。

一方で睡眠不足状態になるとパフォーマンスが低下することはさまざまな研究で明らかとなっています[1)〜4)]。読者の皆さんも当直明けで寝不足状態だと頭がすっきりせず、パフォーマンスが上がらないことはすでに実感していることでしょう。徹夜をしたあとの朝は、精神運動機能が何と血中アルコール濃度0.1％（ビール中瓶1〜2本程度）の人と同程度に低下するとも言われています[5)]。睡眠不足状態が累積してくると、さらにパフォーマンスは落ちていきます[6), 7)]。この点については医師も例外ではありません[8)]。仕事が忙しいから眠る暇がない、睡眠不足状態で何とか仕事を頑張るがパフォーマンスが低く仕事の効率が悪い、効率が悪いから仕事が進まずさらに帰るのが遅くなる、といった悪循環から抜け出すには、ふかふかのベッドでぐっすりと眠る必要があるのです。自分の仕事を自分の責任の下でしっかりとこなしていけるように研修医を指導することも大事ですが、任せられる時には任せてしっかりと休むことが仕事を続けていく上では重要である、ということを彼らに教えなければなりません。そうすればこそ、いざ頑張らないといけない時に頑張れるのです。メリハリが大事であること、お分かりですよね？

● 睡眠不足は患者の安全を脅かす

　世の中のさまざまな大きな事故は睡眠不足が引き金となって起こっていることも知っておかねばなりません。アメリカのスリーマイル島原発事故（1979年）、アラスカ沖のタンカー座礁による原油流出事故（1989年）などの重大な事故は睡眠不足が原因の一つと考えられています[9)]。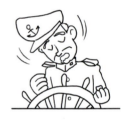そのような大きな話では実感が湧かない人であっても、寝不足の状態で車の運転をしていてヒヤリとする、といった状況を想定してみたら、もっと身近な話として捉えられるかもしれません。実際に大小の交通事故は睡眠不足が原因で起こっています。

　敢えて言うまでもなく、医師の主な仕事は患者に医療を提供することです。事故は即患者に不利益を及ぼすことになりかねません。過重労働状態の研修医が担当した18歳の若い患者が死亡した事件を踏まえて、米国では研修医の労働時間に規制がかかるようになりました[10)]。研修医の労働時間規制が直接医療安全につながると考えられたのです。ところが物事はそう簡単ではありません。最近、外科系研修医の労働時間規制（総労働時間、連続勤務時間、勤務と勤務の間の休養時間）を遵守する病院群と、よりフレキシブルな規制（総労働時間は規制するが連続勤務時間・勤務と勤務の間の休養時間には自由度を持たせる）で運用する病院群とで、患者の予後に差が生じなかった[11)]との研究結果が発表されました。研修医の最適な労働時間や勤務体制がどういったものであればよいのか、まだ結

論は出ていません。

　先ほどの研究をもう少し細かくひもといてみましょう．研修を受ける側の研修医はフレキシブルな勤務体制であっても、受けられる教育や全体的な自分自身の健康について不満足と感じていなかった、言い替えると総労働時間の上限が設定されていれば、時に連続勤務時間が長くなり、勤務と勤務の間の休養時間が短くなっても良いと考えたようです．彼らは連続勤務時間などを制限することによって、患者の診療が細切れになり、むしろそちらの方が患者の安全に影響が出ると回答しています．一方でフレキシブルな勤務体制だと自分自身のための時間は減り、健康には悪いと研修医は回答していました．皆さんならどう思いますか？

　ご存じのとおり、日本ではシフト制よりも主治医制が主流で、研修医も担当医として決まった患者を担当することが多いですよね．主治医制のメリットはたくさんありますが、主治医制をとっていると、必ずしも時間内のみで診療が完結しない場合もあり、どうしても労働時間は長くなりがちです．

　先に述べた通り、睡眠不足状態ではパフォーマンスが低下し、さまざまな事故が増加することは事実ですから、勤務中のパフォーマンスを上げて事故を起こらないようにするためには、自己管理が大事です．つまり、患者の安全のためには寝る間を惜しんで働くのではなく、むしろ質の高い睡眠をしっかりととるように、研修医に伝えることが重要なのです．

●睡眠と健康の関係について

　今までは患者の安全に焦点を当てて話をしてきましたが、医師自身の健康についてはどうでしょうか．今日ではさまざまな疫学研究によって、シフト勤務者では肥満、糖尿病、高血圧などの生活習慣病、心血管障害、消化器疾患などのリスクが増加することが明らかとなっています[12)〜14)]．驚くことに乳癌や大腸癌発症との関連を示唆する研究もあります[15)]．

　心の健康についても同様です．一例を挙げると、6時間以上の睡眠時間を確保しかつ睡眠の質が良い研修医と比べると、睡眠時間が6時間以下の研修医では3.0倍、睡眠の質が悪い研修医では2.3倍もうつの発症が多いそうです（両者ともに問題があれば4.2倍に増加）[16)]．興味深いことに、睡眠不足状態では他者の表情を読み取る力が落ちます[17)]．特に怒りと喜びの表情が分からなくなるそうです．研修医は患者さんの気持ちをくみ取れているでしょうか．もしかしたら睡眠不足で感情の機微がうまく読みとれなくなっているのかもしれません．責任感が強く真面目な研修医ほど、うまく息抜きができません．毎日仕

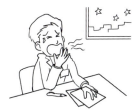

事場と家とを往復するだけ。いつまでも病院にいる。そんな時には最近よく眠れているか、こちらから声を掛ける必要があるかもしれません。

医師の話ではありませんが、フィンランドのヘルシンキ市の中年公務員の追跡調査では、睡眠に関わる問題が頻繁（4週間に15回以上）に起こっている人たちは、睡眠に関わる問題がほとんどない人たちと比べて、離職する割合が3.2倍でした。諸々の交絡因子を調整してもその傾向は変わらなかったようです[18]。

睡眠不足に関わる事故の話もあります。1年目研修医が夜勤に引き続いて日勤で勤務すると、通常の日勤勤務と比べて針刺し事故が1.6倍に増加し、夜間は日中に比べて2倍針刺し事故が起こるといった研究があります[19]。また、研修医の連続勤務時間が24時間以上を超えると、自動車運転事故を起こす者の割合が2.3倍に増加し、危うく事故を起こしそうになった者に至っては5.9倍に増加すると言われています[20]。

本邦の医師に限って言えば、完全シフト制を組んでいる職場はまだ少ないでしょうから、厳密には上記の研究内容をそのまま当てはめる訳にはいかないかもしれません。しかし、少なくとも勤務医は当直を含めた時間外勤務、オンコールなどへの対応で不規則な生活を送っている方が多いと思います。そのような不規則な勤務、それに伴う慢性的な睡眠不足、疲労などが体と心に悪影響を及ぼさない保証はどこにもありません。研修医の時にはどうしても前のめりになって無理をしてしまいがちです。そこが研修医の良いところでもあり、気をつけなければならないところでもあります。まさに「医者の不養生」です。毎日のことで実感がないかもしれませんが、しっかりと眠ることは健康の貯金をしているようなものですから、彼らが良い睡眠をとれるように指導医が気を遣っていただきたいと思います。そのためには指導医も早く帰って眠る必要がありますね（笑）。

●良い睡眠を確保するために

時間が十分にあって睡眠がしっかりとれれば良いのですが、そう簡単にはいかないからこそ困りますよね。どうしても忙しく不規則な生活を送らざるを得ない研修医の先生が、できるだけ質の良い眠りを確保し、夜間勤務に適応するためのヒントをいくつかのレビュー、指針[15), 21), 22)]をもとに記載します。

① 睡眠と覚醒リズムをできるだけ規則正しくする
② 自分の眠りに適した環境をつくる（布団、マットレス、枕、心地よい室温、自分に合ったリラックス法）
③ 眠りの質を妨げるものを避ける（就寝前のアルコール、カフェイン、ニコチン、テレビやスマートフォンなどの明るい光）
④ 適度に運動する

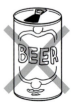

⑤夜勤前には寝不足状態を避ける
⑥夜勤前に短時間の仮眠をとる(午後の早い時間に15〜20分以内)

皆さんにとっては当たり前でしょうか？ 簡単なようで、いざ実践するとなると意外に難しいものです。全てではなくても、取り入れやすいものから取り入れてみてもよいかもしれません。

●おわりに

睡眠について少し理解が深まりましたでしょうか？

睡眠不足は気合いで乗り切るのではありません。正しい知識をもとに自分自身や指導する研修医が適切な睡眠をとるように少しでも生かしてもらえれば幸いです。

💡 若者対策 tips

研修医が日中の眠気や睡眠の問題を抱えているときには以下の点を踏まえてアドバイスしてみてください。

- 仮眠をうまく活用する

  どうしても眠いときには仮眠をとるのが一番ですが、仮眠時間は20分までにしましょう。20分を越えると深い睡眠に入ってしまい、起きたときに眠気が残ります(睡眠慣性)。

- コンスタントに睡眠をとることが大事です

  平日はとことん睡眠を切り詰めて、週末だけぐっすり眠る、という方法では週の途中でガス欠を起こし、後半にはパフォーマンスが低下します[23)]。

- 睡眠の不調を訴える場合には要注意

  眠れない、熟睡感がないといった場合にはうつ病を、睡眠時間は確保されているのに日中の眠気がひどい場合には睡眠時無呼吸症候群やナルコレプシーなどが隠れていないか評価が必要です。

まとめ

❶ 睡眠不足はパフォーマンスを低下させ、患者の安全を脅かす
❷ 睡眠不足は自分自身の体と心の健康を脅かす
❸ 睡眠について知り、マネジメントすることで医者も患者もハッピーにする

1) Saadat H, Bissonnette B, Tumin D, et al: Effects of partial sleep deprivation on reaction time in anesthesiologists. Paediat Anaesth 2017; 27(4): 358-362.
2) Maltese F, Adda M, Bablon A, et al: Night shift decreases cognitive performance of ICU physicians. Intensive Care Med 2016; 42(3): 393-400.
3) Sanches I, Teixeira F, dos Santos JM, et al: Effects of Acute Sleep Deprivation Resulting from Night Shift Work on Young Doctors. Acta Med Port 2015; 28(4): 457-462.
4) Mohtashami F, Thiele A, Karreman E, et al: Comparing technical dexterity of sleep-deprived versus intoxicated surgeons. JSLS 2014; 18(4). pii: e2014.00142. doi: 10.4293/JSLS.2014.00142.
5) Dawson D, Reid K: Fatigue, alcohol and performance impairment. Nature 1997; 388(6639): 235.
6) Van Dongen HP, Maislin G, Mullington JM: The cumulative cost of additional wakefulness: dose-response effects on neurobehavioral functions and sleep physiology from chronic sleep restriction and total sleep deprivation. Sleep 2003; 26(2): 117-126.
7) Belenky G, Wesensten NJ, Thorne DR, et al: Patterns of performance degradation and restoration during sleep restriction and subsequent recovery: a sleep dose-response study. J Sleep Res 2003; 12(1): 1-12.
8) Anderson C, Sullivan JP, Flynn-Evans EE, et al: Deterioration of neurobehavioral performance in resident physicians during repeated exposure to extended duration work shifts. Sleep 2012; 35(8): 1137-1146.
9) 内山 真：睡眠のはなし 快眠のためのヒント．中公新書，2014．
10) Asch DA, Bilimoria KY, Desai SV: Resident Duty Hours and Medical Education Policy - Raising the Evidence Bar. N Engl J Med 2017; 376(18): 1704-1706.
11) Bilimoria KY, Chung JW, Hedges LV, et al: National Cluster-Randomized Trial of Duty-Hour Flexibility in Surgical Training. N Engl J Med 2016; 374(8): 713-727.
12) Gan Y, Yang C, Tong X, et al: Shift work and diabetes mellitus: a meta-analysis of observational studies. Occup Environ Med 2015; 72(1): 72-78.
13) Lowden A, Moreno C, Holmback U, et al: Eating and shift work - effects on habits, metabolism and performance. Scand J Work Environ Health 2010; 36(2): 150-162.
14) Suwazono Y, Dochi M, Sakata K, et al: Shift work is a risk factor for increased blood pressure in Japanese men: a 14-year historical cohort study. Hypertension 2008; 52(3): 581-586.
15) Schaefer EW, Williams MV, Zee PC: Sleep and circadian misalignment for the hospitalist: a review. J Hosp Med 2012; 7(6): 489-496.
16) Kalmbach DA, Arnedt JT, Song PX, et al: Sleep Disturbance and Short Sleep as Risk Factors for Depression and Perceived Medical Errors in First-Year Residents. Sleep 2017; 40(3). doi: 10.1093/sleep/zsw073.
17) van der Helm E, Gujar N, Walker MP: Sleep deprivation impairs the accurate recognition of human emotions. Sleep 2010; 33(3): 335-342.
18) Lallukka T, Haaramo P, Lahelma E, et al: Sleep problems and disability retirement: a register-based follow-up study. Am J Epidemiol 2011; 173(8): 871-881.
19) Ayas NT, Barger LK, Cade BE, et al: Extended work duration and the risk of self-reported percutaneous injuries in interns. JAMA 2006; 296(9): 1055-1062.
20) Barger LK, Cade BE, Ayas NT, et al: Extended work shifts and the risk of motor vehicle crashes among interns. N Engl J Med 2005; 352(2): 125-134.
21) Cheng YH, Roach GD, Petrilli RM: Current and future directions in clinical fatigue management: An update for emergency medicine practitioners. Emerg Med Australas 2014; 26(6): 640-644.
22) 厚生労働省健康局編．健康づくりのための睡眠指針2014．東京：厚生労働省健康局，2014．http://wwwmhlwgojp/file/06-Seisakujouhou-10900000-Kenkoukyoku/0000047221pdf
23) Kubo T, Takahashi M, Sato T, et al: Weekend sleep intervention for workers with habitually short sleep periods. Scand J Work Environ Health 2011; 37(5): 418-426.

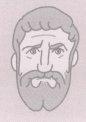

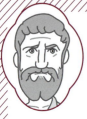

各論②-3

ウェルネスについて
自分が幸せじゃないと他人は幸せにできない

◎ 中島 義之

学習目標

① バーンアウト、ウェルネス、ワーク・エンゲイジメントについて知る
② ワーク・エンゲイジメントを目指すための方法を学ぶ
③ ウェルネスについて知る

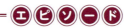

　ある日、自分の科の初期研修医の佐藤先生が仕事を欠席した。どうやら体調を崩して休んだようだ。風邪だと思ってそのまま様子を見ていたところ翌日、翌々日も姿を現さなかった。指導医の山田先生は最近の研修医は根性がない、真面目で見どころがあると思ってたくさん指導したのに！と思って怒りさえ感じた。しかし、その後彼は研修に復帰することなくバーンアウトであると産業医に判断され休職、結局初期臨床研修をやり遂げられずに病院を退職した。その話を聞いてふと思い返すと佐藤先生は休職直前に就職当初のような笑顔はなく表情が乏しかった。佐藤先生がローテーションした最初に医師になりたい理由を聞いたことがあった。へき地で困っているお年寄りを助けてあげたいと言っており、初期研修医なのに大したものだ、と感じたことを思い出した。一人の未来ある医師の将来に大きな傷を残したのでは？もっと辞める前に気がつくチャンスがあったのでは？山田先生は自分の以前の怒りを恥じた。自分が背負っている

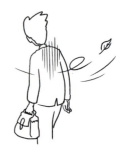

のは病院に来る患者の人生だけでなく、研修先に選んでくれた医師の人生も、なのだ。

● バーンアウト、ワーク・エンゲイジメント、そしてウェルネスとは

あなたの周囲でこれまでバーンアウトをした医師を見たことはないでしょうか？ バーンアウトは自らを枯渇させること、体力、精神力の源泉を消耗することです。自分自身、または社会的な尺度から、実現不可能な期待を自分に課し、それを達成するために頑張りすぎて疲れ果てること、と定義されています[1]。医師は他の職種に比べてバーンアウトをする可能性が高いと報告されており、54.4％の医師がバーンアウトの症状を持っているとされます[2]。バーンアウトの症状を持つ医師の割合は年を経て増加傾向にあり他人事ではなくなっています。バーンアウトはプロフェッショナリズムの消失、医療過誤、患者満足の低下を招くばかりか、うつ病や自殺を引き起こします[3]。バーンアウトはうつ病と異なりストレスが仕事に由来することがほとんどです[4]。また若い医師の方がバーンアウトは起こりやすいとされています。バーンアウトは部門の問題であると認識して、指導医は常に研修医に関心を持ちバーンアウトになりそうな様子はないのかモニターする必要があります。

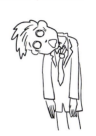

一方でバーンアウトと真逆に位置しているのがワーク・エンゲイジメントと言われる状態です[5]。ワーク・エンゲイジメントは仕事に関連するポジティブで充実した心理状態であり、活力、熱意、没頭によって特徴付けられています。このような仕事に活き活きと取り組んでいる状態が、身体的・精神的および社会的に良好な状態（ウェルビーイング）へとつながります。

そして仕事の側面からだけでなく身体的、感情的、知的精神的な領域のバランスをとる過程や、それに成功して活力に満ちている状態がウェルネスと定義されます[6]。指導医や職場には研修医個人に対してワーク・エンゲイジメントの視点が必要で、研修医個人にはウェルネスの意識、動機付けが必要になります。

● より良い職場にするためにワーク・エンゲイジメントを高める

指導医が研修医をワーク・エンゲイジメントの高い状態に導くにはどのようなことが必要なのでしょうか？ ワーク・エンゲイジメントには仕事の資源、個人資源があります[3]。仕事の資源には上司・同僚のサポート、仕事の裁量権、パフォーマンスのフィードバック、コーチング、課題の多様性、トレーニングの機会があります

す。特に医師におけるワーク・エンゲイジメントを高めるためには裁量権と学びの機会の提供が良いとされています[7]。このため臨床現場で研修医にただすべきことを指示するだけでなく（緊急時や混雑時などではこういった指示も必要ですが）、裁量権を持たせるようにさせ、マネジメントの決定についてその過程を研修医と共有していくことやトレーニングの機会を意識的に提供してあげることが望ましいでしょう。ただし、裁量権を持たせるためには患者安全とのバランスが必要ですので、ただ研修医任せにするのではなく、指導医によるカルテチェックやスタッフへのコンサルテーションの義務化など部門内でシステムづくりをする必要はあります。

　また、ワーク・エンゲイジメントのもう一つの規定要因の個人の資源には自己効力感、組織での自尊心、楽観性があります。そのために指導医は研修医が成功体験を得られるようにサポート、うまくできたことに対して正しい評価、失敗した場合にも改善点を指摘してあげることが必要です。こういったサポートは指導医からすると手間ですが、バーンアウトを減らすだけではなく、職場の活性化やパフォーマンスの向上につながります。

●ウェルネスについて

　研修医がウェルネスであるために、われわれにできることはほかにあるでしょうか？ そのためには臨床の面では先述のように研修医が成人学習者として成長できるように、学びの機会を与えてあげることでしょう。また育児休暇や病気などでの有給休暇、シフトや当直がサーカディアンリズムに則っていることも重要です[8]。日勤 ⇒ 準夜勤⇒→夜勤といった時計回りのシフトになるようにして、夜勤の連続や1回の夜勤シフトが長時間になるなどは避けることが望ましいとされます。また夜勤や週末の休みが公平になるようにシフトを作るようにし、それを公表することも必要になります。ウェルネスやコミュニケーションスキルについてのレクチャー、重大なインシデントがあった時の個別の振り返りの時間を作ることも有用です。またメンターとして臨床外のことも相談できる指導医を個別につけて適宜相談できる環境づくり、そのほかにも風通しの良い部門づくり（研修医に部門のマネジメントについての判断に参加してもらう、そうでなくても最低限として結果を伝えるなど）も必要になります。

　研修医、そして指導医自身のウェルネスへの取り組みとしてはスケジュール作成とその厳守や短期、長期的な目標の設定があります。その月の仕事だけでなく運動や趣味、食事、遊びといったこともス

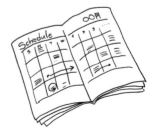

ケジュールに書き加え、できるだけ守るようにしましょう。また病院外で自分にとって有意義な活動やコミュニティへの参加も良いでしょう。もし仕事でインシデントなどによってストレスを感じた場合には自分でその感情や出来事を書き記してメンターと相談、振り返りをするようにしましょう。仕事中に一生懸命働くことは大事ですが、よりハードに働くのではなく、スマートに働くようにしましょう。例えばカルテ記載は要点を簡潔に記載する、よく使うカルテ記載のテンプレートや注射のセットをあらかじめ登録し診療における不必要な時間を削減し、どのようにすれば効率的になるか日々意識しましょう。また仕事外でストレスを和らげる活動に取り組みましょう。運動や、適切な食事、ヨガ、自然に囲まれて過ごす、良い睡眠を得るなどがあります。健康には7.5時間の連続した質の良い睡眠が必要です。夜勤があるシフトの場合の睡眠にはアンカースリープを利用しましょう[9]。アンカースリープとは日々変わる勤務で一定時間の睡眠を同じ時間帯にとる、というものです。重複している時間があればサーカディアンリズムのズレを最小限にすることができます。また過度の飲酒や喫煙は自身のウェルネスを減らすことになりますので注意が必要です。

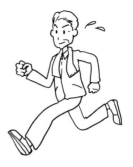

　ウェルネスを保つためには行動だけではなく、意識にも注意を払う必要があります。まずは自分自身を見つめることです。喘息のコントロールは月の喘息発作の頻度が多ければ薬剤の変更が必要ですし、急性増悪している時にはリリーバーが必要です。自分のウェルネスも同じなのです。疲れが大きいのであればしっかりとしたリフレッシュが必要です。そのためには自分の心の状態がどうなっているのか、最近は疲れている傾向にあるのか？自己認識が必要です。昨日の勤務は辛かったのか？楽しめなかったのであればその理由は何なのか？自分自身というのは意外と分からないもので、日常生活での疲れを認識できていないことがあります。日々の仕事の状況や最近趣味を楽しめたかどうかこの1週間を見つめ直してみましょう。ワークライフバランスを認識、修正できるのは自分自身しかいません。そのほかに他人の指摘に対して素直に受け入れる姿勢も大事です。バーンアウト状態の人はそのことを指摘されると否認する傾向があるとされています[1]。医師は特に自身の健康を無視しがちだと言われているのです。疲れの指摘はあなたが仕事のできない人間と否認している訳ではありません。他人に疲れを指摘することは勇気が必要で、指摘されていることはありがたいことだと思います。また、自分にとって価値のあることは何なのか？時に立ち止まって考えてみることも大事なことです。その価値観と自分の今の仕事の関連は何なのでしょうか。自分の目

的に今の仕事に関連性を見いだせれば自分のモチベーションやレジリエンスは上昇します[10]。また普段の臨床でも患者を外来診察室に入れる前などに立ち止まって自分の価値観との関連性について考えてみましょう。疲れてイライラしていたことに気付いて、より良い医師患者コミュニケーションが取れるかもしれません。最後に日常診療での感謝の心を持つことも大事だと考えます。自分一人では仕事は成り立ちません。そう言われると当然だと考えると思いますが、日常診療において感謝の心を意識しながら仕事に取り組みましょう。受付事務が患者の住所名前を登録、難しい診療報酬計算をしてくれています。また看護師がバイタルを測定してトリアージしてくれ、忙しい中でも医師に異常を相談してくれ、患者家族に気を使ったひと言を投げかけてくれています。検査技師や放射線技師も自分の扱えない機械を使用して検査をしてくれています。誰かが欠けても成り立ちません。何かを感じた時に感謝の念を伝えてあげましょう。そうすることが他者のウェルネスだけでなく自分のウェルネスに良い変化をもたらします。

　本項ではウェルネスを中心に触れてきました。全てのことに一度に取り組むのは困難です。まず第一歩として研修医のウェルネスの意識付けなどからはじめ、研修医にローテーションしてよかった、と思ってくれるように取り組みましょう。それが指導医自身のウェルネスにもつながります。

💡 若者対策 tips
- 若者の方がバーンアウトになりやすい
- 若者は自分がバーンアウトに陥っていることに気が付きにくい
- 若者には裁量権とやりがいを提供する

まとめ
❶ バーンアウトは個人の問題ではなく、部門の問題として取り扱う
❷ ワーク・エンゲイジメントを高めるために仕事の資源と個人資源の両側面からアプローチする
❸ 自分の心の状態やウェルネスを見つめ直し、環境や意識の取り組みを変えてみる

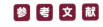

参 考 文 献

1) ハーバート・フロイデンバーガー 著，川勝 久 訳：会社と上司のせいで燃え尽きない10の方法．日本経済新聞出版社，2014．
2) Shanafelt TD, Hasan O, Dyrbye LN, et al: Changes in burnout and satisfaction with work-life balance in physicians and the general us working population between 2011 and 2014. Mayo Clin Proc 2015; 90(12): 1600-1613.
3) Krall EJ: Ten Commandments of physician wellness. Clin Med Res 2014; 12(1-2): 6-9.
4) Toker S, Biron M: Job burnout and depression: unrabeling their temporal relationship and considering the role of physical activity. J Appl Psychol 2012; 97(3): 699-710.
5) 島津明人：職業性ストレスとワーク・エンゲイジメント．ストレス科学研究 2010; 25: 1-6.
6) Eckleberry-Hunt J, Van Dyke A, Lick D, et al: Changing the conversation from burnout to wellness: physician well-being in residency training programs. J Grad Med Educ 2009; 1(2): 225-230.
7) Scheepers RA, Lases LSS, Arah OA, et al: Job resources, physician work engagement, and patient care experience in an academic medical setting. Acad Med 2017. DOI:10.1097/ACM.0000000000001719.
8) S. Shay Bintliff, et al: Wellness Book for Emergency Physicians. ACEP, 2004.
9) Harold A. Thomas: Circadian rhythms and shift work-policy resource and education paper (PREP). ACEP http://www.acep.org/Physician-Resources/Work-Life-Balance/Wellness/Circadian-Rhythms-and-Shift-Work---Policy-Resource-and-Education-Paper-(PREP)/
10) Krall EJ: Ten commandments of physician wellness. Clin Med Res 2014; 12(1-2): 6-9.

各論②-4

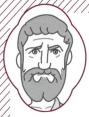

研修医の要望にどう応えるか

あえて虚空に一歩を踏み出して初めて姿を現す未知の領域へと進もうとすること。それがリーダーシップの本質だ（オットー U理論）

◎ 舩越 拓

学習目標
① 交渉術の基本を知る
② 意見が対立した場合の解決法が分かる
③ 研修医からの要求は部門改善のチャンスである

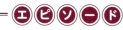

エピソード

研修医：先生、研修が終わるので今度卒業旅行に行きたいのですが……。

指導医：いつ？

研修医：来月の末に行きたいと思います。

指導医：(なんでいきなり？ いつもわがままばかりだなあ、楽したい方向にしか考えていないし、勉強しないのにそういうことだけは熱心なんだから) それは無理だよ。各科の予定ももう出ているでしょ。

研修医：(他の病院では普通にあるみたいなのになぜだめなのだろう) それなら有給をその時期にすべて消費する形で行きたいと思います。それなら問題ないですよね。

指導医：そんな勝手なことされて迷惑だと思わないのか!! だいたい、いつもただ楽をすることしか考えていないじゃないか!!

研修医：そうするしか方法がないからです！ 研修の雰囲気は最悪になり……。

●相談・提案は歓迎すべきこと

　研修医の要望は多岐にわたります。臨床面や研修内容、指導医との人間関係やプライベートなことまでさまざまでしょう。

　最も重要なのは自分に相談してくれたことを素直に喜ぶことです。相談してくれる、というのは信頼の証です。風通しの悪い組織は相談すらありません。そうなると改善もしようがなく、雰囲気がますます悪くなる……というスパイラルに陥ってしまいます。

　そうなる原因はさまざまですが、大きなものの一つは立場的に下にいる部下に対する批判的な言動です。カーネギー「人を動かす」で触れられている、人付きあいの3原則ではブーメランを埋めよ、として批判的な言動は慎むように戒めています。今日ではSNSなどでも間接的に人の考えを知ることが少なくないので注意が必要です。分からないように書いたとしても近しい当事者には何のことか、誰のことか分かってしまうこともあります。

　提案のなくなってしまった部門の場合はどうすればいいのでしょうか。その場合はまず小さな要求に応えていく実績を積み重ねるしかありません。

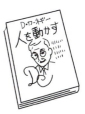

　そもそも指導医に要求を提案する、ということは勇気のいることですので、提案してきた、という事実をまずは歓迎しましょう。

●上手な交渉の秘訣って?

　そのステップを乗り越えて、意見を吸い上げられるようになったとしましょう。その際に重要なことは3つあります。

1 ポジティブな感情を持つ

　一見無理難題と思われる条件も提案してくるレジデントは基本的に己の成長を望んでいるはずです。ましてや権威勾配のある指導医に対する提案なのだから困らせてやりたい、などと考えて提案してくるはずはないのです。そのためまずはポジティブな感情で提案を受け入れるのが原則です。感情がネガティブになると不信感が生まれコミュニケーションが一方向的になります。それぞれに感情が交渉に与える影響を表にまとめました。

　また、相手の立場から自分を眺めるようにすれば相手の不可解な要求に対する謎が解け相手を責める気持ちが消えるでしょう。U理論を提唱するオットー博士はこの状態を開かれた心へのアクセスとしています。

表　感情が交渉にもたらす影響

交渉の要素	ネガティブな感情が生むもの	ポジティブな感情が生むもの
●関係	●不信感に満ちた緊張関係	●協働的な関係
●コミュニケーション	●一方向的、あるいは対立的なコミュニケーション	●開放的でリラックスしており、双方向的なコミュニケーション
●関心利益	●関心利益を無視する、法外な要求をし続ける、頑固一点張りで自己主張する	●双方の関心や欲求に耳を傾け、知ろうとする
●交渉オプション	●2つの選択肢：自分たちの案か、相手の案 ●相互にプラスのオプションがあることを疑う	●多くの可能なオプションを作り、それぞれの何らかの関心利益を満たそうとする ●一緒に懸命に努力すれば相互にプラスのオプションがあるということに楽観的になる
●正当性	●自分たちが正しく、相手が間違っているという理由付けをめぐる意志の闘い ●利用されることへの恐怖	●1つのオプションが他よりも公平である理由について、双方に説得力のある基準を用いる ●公平感
●BATNA[注]	●自分のBATNAよりも合意案のほうがよくても、交渉をやめてしまう	●自分のBATNAよりもよい限り、よりよくしようと最大限の努力をする
●コミットメント （合意内容、約束、義務）	●全く合意しないか不明瞭か実現可能性のないコミットメントにとどまる ●合意したことを後悔する、または合意しなかったことを後悔する	●明瞭で、実行可能で現実的な義務を記述する ●合意内容に満足し、それを支持し、擁護する

注）BANTA：交渉相手から提示された選択肢以外で、最善の代替案（Best Alternative to Negotiated Agreement）

2 機会の平等と結果の平等を区別する

　レジデントの要求には無理難題も含まれていることもあるが、よくあるのは平等性を重んじるあまり結果の平等のみを追求する（もしくは双方を混同）ことです。例えば、「レジデント全員を病院の費用負担で海外学会に行かせてほしい」という要求があったとします。海外学会に行くという結果を求めているのであれば全員が

行けるという結果の平等性を要求されていることになりますが指導医側としては演題が採択されれば行けるようにしてあげたいと考えているとします。そうした時は「海外学会に行きたい場合はリサーチをして採択されれば旅費などの負担はできる。リサーチのサポートは全員にするので頑張ろう」という条件を提示しましょう。これは機会の平等（演題発表の機会はだれにでも提供している）は担保しているし相手も納得しやすい条件です。

3 最低限のボーダーラインを作る

交渉時には「レジデントに嫌われたくない」「めんどうくさい」などの感情から早く合意して終わりにしたいと考えて望まない結果につながることも少なくありません。交渉をする際にはそのような事態から身を守るためこれ以上は譲れないという条件を交渉前に設定しておくとよいでしょう。その際に陥りがちな点は高めに設定される傾向にあることと譲れない条件にも少しの柔軟性が必要であるということです。譲れない条件を高めにかつ強固なものにしてしまうと話し合いの中で新たに出てきた条件をもとにそのラインを変更することができなくなります。そうすると極めて不利な合意を避けることはできても優れた解決案を考案する妨げになりかねません。そのためにもうひとつ用意しておいた方がいいことは「交渉が決裂した場合のベストな代替案」です。交渉をすることはしないよりもよい結果を得ることであるはずなのでゼロ回答は双方避けたく、そのため提案を受け入れるかどうかの判断基準は代替案との比較となります。

上記に気を遣いながらレジデントの要求を受け入れつつ、部門の改善ができるといいですね。

●イノベーションの芽生え

今までのやり方を変えていくプロセスは変化の恐怖との戦いになります。しかし過去の執着を手放すことができた時に未来が出現し、イノベーションの種が芽生えるのです。

💡 若者対策 tips
- 「若者は……」と感じても、部門改善を考えての意見であることを忘れない

まとめ

❶ 自由な意見があがってくるのはわがままではなく風通しのよい証拠と考える
❷ あがってくる意見を否定するのではなく、肯定的にいったん受け止める
❸ ゆずれない一線を定めて交渉に臨む

1) ロジャー・フィッシャー, ウィリアム・ユーリー, 他：ハーバード流交渉術 必ず「望む結果」を引き出せる！ 三笠書房, 2011.
2) Roger Fisher, Daniel Shapiro: Beyond Reason: Using Emotions as You Negotiate Paperback. Penguin Books, 2006.
3) 京極 真：医療関係者のための信念対立解明アプローチ：コミュニケーション・スキル入門. 誠信書房, 2011.
4) Peter M. Senge 著, 枝廣淳子 訳：学習する組織—システム思考で未来を創造する. 英治出版, 2011.
5) Otto Scharmer 著：U理論—過去や偏見にとらわれず，本当に必要な「変化」を生み出す技術. 英治出版, 2010.

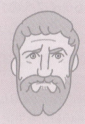

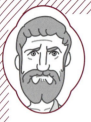

各論②-5

難しい研修医や学生への対処法
類型化・類型に基づいた対処法

1人の問題じゃなくて2人の問題

◎ 入江 聰五郎

学習目標

① 人を動かす3段階とは?
② モチベーションが低いタイプへの介入法は?
③ 問題行動があるタイプへの介入法は?

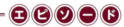

　　佐藤先生は救急外来を中軸に臨床をこなしており、研修医教育もバランスよく指導できそうだと評判の新任若手指導医です。鈴木先生は有名国立大学医学部出身で卒後1年目の研修医です。遅刻をするでもなく、言われればそれなりの仕事はするのですが、あまり積極的に救急患者を担当しようとしません。その様子を見た佐藤先生が鈴木先生に尋ねました。

佐藤（指導医）：どうしてもっと積極的に患者対応をしないの?

鈴木（研修医）：いやぁ、自分、将来はあまり忙しくない現場でそれなりの生活ができたら十分なんで、あんまり救急とかって、ガラじゃないんすよね〜。

佐藤（指導医）：いや、ガラじゃないとかじゃなくてさ。君も医者の端くれでしょう?救急対応は医者として基本中の基本能力を鍛える場だよ?研修医なんだから、もっと積極的に行かないとさぁ……。

鈴木（研修医）：僕は僕なりの考えがあって、研修してるんです!指導医だからって相手の人格否定する権限なんてないはずです!研修管理委員長に報告させてもらいますから!

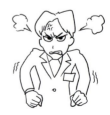

　　佐藤先生は鈴木先生の今後を気遣って、フィード

> バックしようとしただけなのに、なぜこんなことになるのだろう?と途方に暮れるのでした。

●はじめに

　研修医教育に携わるといろいろなタイプの研修医と出会います。研修管理という目線で私の印象に残っているのは、米国に留学したり、なんとか賞をとったり、「ドクター○」とかの医療系テレビでハキハキと答える彼らのような優秀な彼・彼女ではありません。患者の病歴を聞いているだけなのに涙が止まらない、当直すると翌朝からの記憶がないから業務に支障が出て現場に立てない、異常な嗜好のせいで診察中にあらぬことを考えてしまう、周りのできる人たちについていけない、本人はできていると感じているが実際にはミスのオンパレードで患者を安心して任せられない、など医師国家資格を自ら失いかねない状況にあった研修医たちです。このうち、無事に臨床医になれたものは半数に過ぎませんが、それぞれ個別に対応することで、個別の医師人生を進ませることができました。私は教育の専門家でもなく、ただの一臨床医であり、少しでも後輩の役に立てるようにしていただけなのですが、臨床と同じく対応に困る研修医にも対処する方法がそれなりにありました。

　物事には必ず理由があります。困った研修医、学生にはそうなる理由があります。ただ「あいつは駄目だ」と切り捨てるのではなく、彼らにどう対処すればよいのか、をここで述べさせていただきます。文献も織り交ぜますが、あくまで私個人がこれまで蓄積してきたものであることを最初にお断りさせていただきます。

●困った研修医(学生)に介入する前に

　相手の良いところだけを見るようにしましょう。
　「玉に瑕」という諺のようにどんな善人でも悪いところだけに目を向けるとその悪いところがクローズアップされてしまいます。逆にどんな悪人であっても良いところだけに目を向けるとその良いところを取っ掛かりとして、前向きな介入へのきっかけとなります。
　異常嗜好のあった研修医は入職当初、数日にわたって行方不明になり警察への捜索願いまで出す寸前でしたが、一度出勤しだすと毎日定時に来るようになりました。一般的には社会人として最低限のことですが、私は「社会人として最低

限のこと」ですら、介入によって改善したのであればそれを「進歩」と捉え、「君はやればできる人なんだ! 嗜好も直せるよ!」と介入を始めることに成功しました。

●介入する具体的な方法

他人に動いてもらう場合、強力なパワーで強引に動かそうとしても思うように成果が出ません。北風と太陽の逸話です。力ずくで事を成そうとするのではなく、太陽のように知らない間に「自分から」動くように仕向けることが必要です。その具体的方法は認め、褒め、誘導する、この3段階[1]で十分です。

1 相手を認める

認める、というのは相手を肯定的に知る、と言い換えることができます。孫子の兵法に「彼を知り己を知れば百戦殆からず、彼を知らずして己を知れば一勝一敗す、彼を知らず己を知らざれば戦うごとに必ず敗れる」という言葉があります。自分のことはもちろん、相手の情報もよく分かっていれば、負けるわけがない!というわけです。相手から情報を引き出すためには、直接面談が最も重要であり、必須になります。その時にぜひ利用してほしいのが"ミラーリング"と言われる心理技術です。ミラーリングとは、もともと好感を抱いている相手の模倣を無意識にしてしまうことですが、心理技術としては相手の模倣を意識してすることです。場合によっては相手と呼吸を全く合わせる、ということもありますし、頻繁に使えるのは会話中のおうむ返しがそれに当たります。

2 相手を褒める

褒めるというのは肯定的に評価する、と言い換えられます。日本を代表するリーダーの一人、山本五十六(旧 日本軍元帥大将)氏の名言に「やってみせ、言って聞かせて、させてみせ、誉めてやらねば人は動かじ」というものがあります。褒める、とは今でいうポジティブフィードバックですが、大事なポイントが2つあります。そのタイミング、褒めと叱りの比率です。

禅の教えに啐啄同時というものがありますが、これは啐(ひなが卵の中で鳴く声)と啄(親鳥が外からからを突く音)を同時にすることが語源で、学ぶ側が成長しようとしているそのタイミングで介入をすることの重要さを語っています。(雛が鳴いていないのに卵をつついたら、その卵は死んでしまいますよね?)

褒めと叱りの黄金比は3:1、というロサダの法則[2]というものがあります。これはポジティブな感

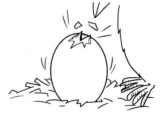

情とネガティブな感情がおよそ3：1（2.9：1が下限）の場合に、人がハイパフォーマンスを実現している、というものです。褒めるだけではバランスが取れませんから時に叱ることも必要だ、ということなのです。

3 相手を誘導する

相手を誘導するのは、なかなかの根気が必要です。というのも相手から情報を集めて実際に行動させてそれがうまく行かない時でもうまく行った時でも、啐啄同時なフィードバックを与えなければならないからです。ここでも前出の山本五十六氏の語録を引用します。「話し合い、耳を傾け承認し、任せてやらねば人は育たず。やっている姿を感謝で見守って、信頼せねば人は実らず」

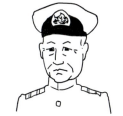

一言で言うと、相手を誘導するためには、「奉仕の心」が必要と私は考えています。

いかがでしょうか。研修医や学生を育てよう、と思った時に"私の言う通りにやりなさい！"と言って育つのは、おそらく"私"がいなくても勝手に成長できる人だと思います。大切なのは、こちらが"教えて育てる"のではなく、彼らの中にある"教え（気付きなど）を育む"ことなのだと考えて指導にあたっています。

● タイプ別対処法

ここでは比較的よく遭遇する「やる気がないタイプ」と「問題行動があるタイプ」の対処法について記載します

1 やる気がないタイプの研修医、学生への対処法

ここで言うやる気とは、いわゆるモチベーションのことです。モチベーションは"外から与えられたもので、やりたくないがやらなければならないので、仕方なしにやる、やる気"で責任を与えられた（Empower）ものと考えています。いわゆる前のめりな"どんどん仕事を与えてください！"と言うタイプのやる気は情熱（Enthusiastic）で、やる気に関して介入が必要なのは前者の"モチベーションすらないタイプ"です。

モチベーションすらないタイプは、仕事にしろ何にしろ「デキナイ理由を探す」傾向にあります。例えば学会発表の準備をしなさいというと「今は病棟業務で手がいっぱいで〜、テヘヘ」という具合です。実はこのタイプは行動を回避しているため、成果を出すことができないためその時はうまく逃げたと思いながらも後々に慢性的な不満（周りは成果を出しているのに、自分は出せていないというイメージ）を積み重ねていきます。一方、モチベーションの高いタイプは少し無理をして

「デキる理由を探す」傾向があります。基本的に行動すれば少なからず成功体験は得られますので、後々に幸福体験として定着していきます。

低いモチベーションタイプには大きく2方向からの介入が必要になります。環境（周囲の人）からの介入と本人の内面への介入です。

1. 環境からの介入

マズローの5段階欲求[3]という図があります。生理的な欲求が満たされ、安全が確保された状態を基礎として、社会的にも自己尊厳や自己実現を果たしたくなる、というものです。これを別の角度から見直す[4]と、モチベーションを高める前に確保すべき安全を最低限確保し、自分を内面から奮い立たせていくことが必要になります。安全確保とは眠気や疲労、健康状態や生活が担保されていることです。現代の研修医待遇は生活を担保するに十分な恩恵を受けていますが、私生活が荒れていること（異性関係、ギャンブルや嗜好など）が原因でモチベーションが上がらないこともありますので、健康状態や生活状況を聞き出していくことで、問題が一気に解決することがあります。

自分を内面から奮い立たせる前に、無力感・無価値感・自信のなさや恐れを克服する必要があります。それが内面からの介入になります。

図 マズローの5段階欲求

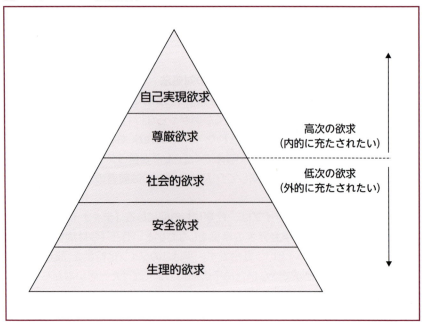

〔文献3〕より改変

2. 本人の内面への介入

本人の内面への介入は、一言でレジリエンスを鍛える![5),6)] ことにつきます。レジリエンス、とは日本語で復活力と訳されます。レジリエンスは具体的に4つの内面で成り立っています。自尊感情、自己効力感、楽感性、感情コントロールです。

①自尊感情：自分自身を尊重することです。とにかく自信がない場合、「自分の好きなところ、良いところを書き出せるだけ書き出す」ようにしています。そんなものがない、ということはありません。それこそ「今も生きていること」ですら良いところでしょう？ あるいは今、指導側であるあなたのところに「素直に?来ている」時点で良いところがあるわけです。

②自己効力感：昨日よりも今日、さっきよりも今、何にしても成長したことを実感させることです。昨日教えた内容の1％でも覚えていたら、それ自体が進歩になるわけです。次は2％覚えられていたらさらに進歩しますから、焦らず付き合ってあげましょう。人の成長速度は人それぞれです。

③楽感性：何事もそう簡単に習得できません。いつか必ずできる!と声をかけるだけも良いですし、周りから前向きな刺激を与え続ければいずれ自分で前向きに刺激できるようになります。

④感情コントロール：正直、これは私もまだまだ修行中です。詳しくは参考文献をご覧ください。

レジリエンスを鍛えるには、上記の4項目に当てはまる内容にその都度"前向きな刺激"をすることです。

2 問題行動があるタイプの研修医、学生への対処法

問題行動があるタイプの場合も対応は、問題点を定義して介入することです。問題がある学習者というのは以下の5つのいずれかに該当すると考えています[4)]。

- 知識(Skill)
- 技術(Knowledge)
- 振る舞い(Attitude)
- 理由付け(Reasoning Ability)
- 他人との連携(Getting Along with Others)

知識や技術への介入は比較的方法論も多く出ていますが、本稿では振る舞いや他人との連携といった"望ましくない行動"への介入について述べます。

1. 望ましくない行動への介入　どうコントロールするか

レジリエンスを鍛える際には、"前向きな刺激"を与えることがポイントでした。前向きな刺激、というのは言い換えると"行動を強化する刺激"のことであり、好

子とも言われます。例えば自分が話をしている時に、笑顔で頷かれると話が弾みます。笑顔と頷きが"好子"となって話すという"行動が強化"されたわけです。

　では望ましくない行動へ介入するにはどうするか？ 答えは簡単です。好子を与えなければ良いのです。好子を与えなければ、行動は弱化されるのです。具体的には2通りの方法があります。

　①好子の逆、嫌子を与える：普段、思わずやってしまっています。例えば子供が危ないことをした時に「そんなことしちゃダメ！」「バカ！ 何やってんの！」「いい加減にしなさい！」と"叱る"というものです。緊急時には有効ですが、慢性的な問題行動に嫌子での介入を続けると、慣れられてしまい、効果がありません。

　②好子を消去する：根気が必要ですが、主にこちらが繰り返される問題行動への介入としては効果があります。問題行動を強化している好子を見つけ出し、それを徹底的に消去するのです。例えば、気に入った看護師のところに入り浸る研修医であれば、周囲の協力を得ながら入り浸る原因を探ります。例えば、いつも自慢話を必要以上に褒めあげている、ということが原因と分かった場合、看護師に調子にのせないようなコミュニケーションをお願いするのです。案外、看護師自身も社交辞令のつもりであることが多いものです。本気で好意を持っているもの同士のこともありますので、その時は職場内での風紀を乱さないように丁寧に依頼することになります。

💡 若者対策 tips [7), 8), 9)]

今時の若者の特性とうまくやっていく3つのS

- 所有より共有(Share)
- 自分よりも周りのために(Social)
- つながっていたいけれどゆるくでいい(Slack)

　若者、と呼ばれる世代はミレニアルズ（1981～2000年生まれ）と表現されます。日本だとゆとり世代でしょうか？ 読者の皆さんはその親世代のGenX（1965～1980年生まれ。団塊Jr）でしょうか？ それともその上のベビーブーマー（1946～1979年生まれ。団塊世代）？ ベビーブーマーから見たGenXは"今時の若者"だったのでしょう。団塊Jrの私からするとミレニアルズは今時の若者、ですが、飲み会を例に挙げましょう。飲みニュケーションはバブルの遺物！ だそうです（笑）。その理由は「職場のみんなとのつながりを強固にする」のはSlackに反しますし、「上司のおごりだからみんな参加ね！」はむしろShareに反します（仲間と楽しい時間を共有して割り勘、これが原則のようです）。「この間、〇〇さんも嫌だって言ってましたよ？」といった空気を読めない発言も、裏を返せばSocialに合致します。ミレニアルズの皆さんがこれからの日本医療を背負っていくわけですから彼らとの

コミュニケーションを円滑にする心構えとして、3S：Share、Social、Slack（ゆるく社会とつながり、シェアしたい）に気をつけると良いかも!?

幸せと成功、鶏と卵

　若者対策ではないかもしれませんが、『幸せになるには成功しないといけないのではなく、幸せな人ほど成功する』という法則性があります（The Happiness Advantage）。幸せな人、というのは考え方がポジティブである、とも言い換えられます。幸せな脳になるために、以下の7つの習慣（そういう自己啓発セミナーがありますが、それとは異なります）を意識するといいかもしれませんね。
- 毎日、ありがたいと思った3つのことを書き出す
- ポジティブな日記を書く
- 運動する
- 瞑想する
- 意識して、親切なことをする
- 経験にお金を使う（楽しみな経験を準備しておく）
- ロサダの法則を意識する（最低3：1。理想は6：1だそうです）

　研修医だけでなく、指導医も幸せ優位な人生を送りたいものですね。

まとめ

❶ 心構えとして、相手の良いところに目を向ける努力をしましょう
❷ 相手に動いてもらうためには、認め、褒めて、誘導しましょう
❸ モチベーションが低い相手には、好子によるレジリエンス強化で対応しましょう
❹ 問題行動には、行動を強化する原因（好子）を同定しそれを消去しましょう

1) Carnegie D: How to Win Friends and Influence People.
2) Fredrickson BL, Losada MF: Positive Affect and the Complex Dynamics of Human Flourishing. Am Psychol 2005; 60(7): 678-686.
3) Maslow AH: A theory of human motivation. Psychological Review 1943; 50(4): 370-396.
4) Richard K: Hawaii-Okinawa Medical Education Fellowship Alumni Session 2016.（講義スライドより抜粋）
6) Boniwell Ⅰ: Positive Psychology in a Nutshell: The Science of Happiness. Open University Press, 2012.
5) 久世浩司：「レジリエンス」の鍛え方. 実業之日本社, 2014.
7) ミレニアルズとうまくやる3つのヒント https://www.salesforce.com/jp/blog/2015/10/millennials.html
8) ジェネレーション X https://ja.wikipedia.org/wiki/%E3%82%B8%E3%82%A7%E3%83%8D%E3%83%AC%E3%83%BC%E3%82%B7%E3%83%A7%E3%83%B3X
9) ショーン・エイカー：幸福優位性7つの法則 仕事も人生も充実させるハーバード式最新成功論. 徳間書店, 2011.

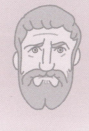

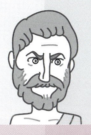

新時代の面接法

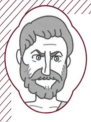

各論③-1

信頼性のある面接法は？
面接に科学あり！

◎ 山田 徹

学習目標
① 面接法の主な構成要素を理解する
② 面接における2つのバイアス：後光効果（Halo効果）とSimilar-to-me効果を理解する
③ 2つの面接法：SSPIとMMIの違いを理解する

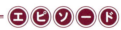

　読者の皆さまは採用面接の面接官をされたご経験はあるでしょうか。病院に勤務していると、ある程度の学年になってくると初期・後期研修医やスタッフの採用面接に関わる機会が増えてきます。面接では病院側から用意されたリスト通りに質問をする場合もあれば、特に決まりもなくフリートークで面接する場合もあるでしょう。ここで入職直後の4月に、彼らが受けた面接について話していた2人の初期研修医、A先生とB先生の会話をご紹介します。

研修医A：いやー、面接受かってよかった。結構危なかったんだよね。落ちるかと思った。

研修医B：そうなんだ。でもあの面接、結構簡単じゃなかった？ 面接官の先生も優しかったし。

研修医A：えっ、結構みんな怖くなかった？ 理想のワークライフバランスについて聞かれたから思った通りに答えたら、なんかいろいろ追及されて責められてるみたいになってさ。

研修医B：そんなこと聞かれなかったなあ。学生

時代の部活の話になって、偶然面接官に同じ大学のバスケ部の先輩がいて、すごく和やかな雰囲気だったよ。
研修医A：えー、そうなの。その面接官、当たりだよ。

● はじめに

　どうですか？ 面接官の当たりはずれという表現、時々聞きますよね。気持ちは分かる気もしますが、よく考えるとそもそも面接官に当たりはずれってあっていいのでしょうか。面接官の見た目や雰囲気などは当然個人差が出ますし、緊張する、しないは人それぞれです。出身大学が偶然一緒になることもあるでしょう。しかし、質問内容が候補者ごとに大きく違っていた場合、果たしてそれは何を基準に候補者を選抜しているのでしょう。<u>もし質問項目が面接官に一任されているのであれば、面接官の価値観や考え方により、お互いの相性次第でいわゆる当たり外れが出てくる可能性があります。</u>面接官と候補者はある程度年齢が離れていることが多く、質問内容によっては価値観の違いやジェネレーションギャップがネガティブに働く質問もあり得ます。例えばワークライフバランスやキャリアプランなどは結構ジェネレーションギャップの出やすい質問かもしれません。では「最近の若者は…」という感情に左右されにくい面接方法はあるのでしょうか。本項では、ルールを守れば面接官の差によって左右されにくい＝信頼性の高い面接法についてご紹介したいと思います。

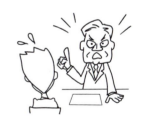

● 面接法の主な構成要素とは

　面接試験と聞くとどんなものを思い浮かべますか？ 試験会場に入ったら、少し離れた長机に面接官が数名並んでいていろいろと質問をされる、アレですよね。読者の皆さまの大半は、一度は面接試験を受けられたことがあるのではないでしょうか。中には緊張のあまり最初の質問に失敗し、そのまま次の質問以降もうまく答えられないままズルズルと最後までいってしまった……という経験がある方もいるかもしれません。面接官はしばしば「緊張せず普段通り答えてください」と言いますが、あの状況で緊張するなというのが無理ですよね。そんな緊張した非日常の状態での面接で、きちんとした評価ができているのか疑問に感じられる方もいるでしょう。では、その面接法がきちんとした評価ができているかはどうやって評価したらいいのでしょうか。そもそも面接は何のために何を評価しようとしているのでしょう。ここではまず面接法を構成する3つの要素についてご説明します。

1 信頼性(reliability)－きちんとした物差しで測れているか

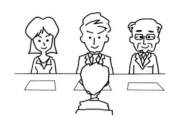

　面接法の信頼性とは、その方法で評価を行った時の再現性とも言い換えられます。これには主に2つのポイントがあります。一つは内的整合性、もう一つは外的整合性です。内的整合性はその質問が一貫して同じ項目を評価できているか、外的整合性は評価対象が同じであれば、何回繰り返しても、誰が面接官をしても同じ結果になるかということです。面接では質問ごとに、その質問は何を評価するためにしているのかが明確にされなければなりません。例えば1人の候補者を3人の面接官A・B・Cが面接した場合、面接官A～Cの評価結果があまりにバラバラであれば、面接法に問題がある可能性があります。質問の内容が評価したい能力に対して適切でない(内的整合性が低い)、評価基準(採点基準)が不明瞭(外的整合性が低い)、などが考えられます。

2 妥当性(validity)－欲しい人材を選べているか

　妥当性には内的妥当性・受容性・予測妥当性などの項目がありますが、誤解を恐れずざっくりというと、「この面接は欲しい人材がきちんと選抜できているか」の程度です。いくら信頼性(再現性)が高い面接方法でも、本来欲しい人材が低い点数になってしまうような方法は妥当性が低いということになります。妥当性を評価する上で大切になってくるのは、どのような人材が欲しいかを明確にすることです。例えば、研修医採用面接で「優秀な研修医」が欲しいというだけでは不十分です。どのような研修医が優秀な研修医かの定義付けとその評価方法を決める必要があります。欲しい人材の具体例(評価基準)があって、初めて面接方法の妥当性が検証できます。

3 実行可能性(feasibility)－無理なく実行できるか、続けられるか

　例えば、より多くの面接官の意見を取り入れるために、1人の候補者あたり、各科部長・指導医・後期研修医・看護師長・主任など合計10人と1人1時間ずつ、10人で計10時間の面接をする、という面接方法はどうでしょう。確かに多くの意見が出るでしょうが、非常に時間と労力がかかります。この方法が良いか悪いかの話は置いておいて、面接を行うにあたり、あまり大掛かりな方法では実行・継続が困難になってしまいます。優れた面接法は費用対効果という視点からも考えなくてはなりません。たとえどんなに信頼性と妥当性が優れている面接法があったとしても、それが実行可能な方法でなければ意味がありません。

●面接官の陥りやすい2つのバイアス:後光効果(Halo効果)とSimilar-to-me効果

面接では人が人を評価する以上、どうしてもさまざまなバイアス(思い込み・先入観)が入ってきます。その中で面接官に影響を与える代表的な2つのバイアスをご紹介します

1 後光効果(Halo効果)

例えば、ポリクリ学生がローテートしてきた時に、最初に何問か質問してスラスラと答えられると「おっ、こいつデキるな!」と思ったことはありませんか。そう思うと、その学生に対して「彼は優秀だ」という先入観が生まれ、それ以降の行動を好意的に捉えやすくなります。これが後光効果です。本来であれば彼は膨大な医学知識の中のほんの数問に正解しただけなのですが、「きっと他のこともよく分かっているだろう」という思い込みにより、その後の行動を過大評価してしまうのです。逆に最初に失敗してしまい「こいつはデキないやつだ」と思い込んでしまうと、その後の過小評価にもつながりかねません。これも後光効果です。こういうことは日常生活で珍しいことではなく、また長く接することで誤解も解けていくのですが、時間と質問数の限られた面接の中ではやっかいなバイアスになります。最初の質問での好印象や悪印象が、その面接の最後まで候補者の評価に影響を与えかねないからです。

2 Similar-to-me効果

面接官 あなたの出身大学はどこですか?
候補者 A大学です。
面接官 おっ、そうですか。私もA大学出身なんですよ。部活は何をやっていたのですか?
候補者 バスケットボール部で主将をやっていました。
面接官 私もバスケットボール部で主将をやっていたんですよ。直接の後輩ですね!

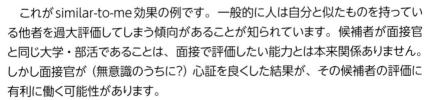

これがsimilar-to-me効果の例です。一般的に人は自分と似たものを持っている他者を過大評価してしまう傾向があることが知られています。候補者が面接官と同じ大学・部活であることは、面接で評価したい能力とは本来関係ありません。しかし面接官が(無意識のうちに?)心証を良くした結果が、その候補者の評価に有利に働く可能性があります。

これらのバイアスは面接官にとして知っておくべき重要なバイアスです。そして

正しい知識とトレーニングによって、ある程度バイアスを排除することができるという報告もあります。

●2つの面接法：Single Station Personal Interview（SSPI）と Multiple Mini Interview（MMI）

代表的な面接方法にSingle Station Personal Interview（SSPI）とMultiple Mini Interview（MMI）があります。あまり聞きなれない言葉かもしれませんが、医師の皆さんであれば、多くの方がどちらの面接方法も経験している、または説明を聞けばご存知のはずです。2つの方法を簡単にご説明します

1 Single Station Personal Interview（SSPI）

世の中で最も多く行われている面接法の一つです。一部屋に候補者に対して面接官が数名並んでいて、一定の時間内にいろいろと質問するアレです。皆さんも受けられたことがありますね。この面接法には2つの問題があります。一つは文脈特異性、もう一つは先ほどご説明したバイアスです。文脈特異性とは、一つの質問で複数の能力を評価しようとした場合、一つ一つの能力が区別されずお互いに影響し合い、過大評価や過小評価をしてしまうことです。例えば「あなたが担当している肺癌末期の患者さんが、最近食欲がなく食べられていません。あなたならどうしますか？」という質問に対し、その回答を1～5点の5段階で評価するとします。この質問では肺癌に対する医学知識、コミュニケーションスキル、院内のシステムをうまく使う能力など、さまざまな能力が必要とされます。これを5段階で評価する場合、どの能力に対する点数なのかが分かりません。また知識が無くてもコミュニケーションスキルだけがすごく優れていた場合、面接官の印象次第で高い点数が付く可能性があります。これは何の能力に対してどのような基準で採点するかが不明確なためです。「医学知識は□□について言及できていれば○点」「コミュニケーションスキルは△△のコメントがあれば○点」など採点基準を明確にする必要があります。またバイアスとしての後光効果やsimilar-to-me効果は、1問目の解答を聞いた面接官が2問目・3問目と質問をするSSPIでは、構造上避けることができません。

2 Multiple Mini Interview（MMI）

MMIはSSPIのこういった課題を克服するために開発された面接法です。MMIでは面接ブースを複数設け、各ブースには面接官1名とします。一つのブースで評価する能力は一つとし、質問は一つだけ行います。候補者は一つのブースで面接を終えたら次のブースに移動し、再度質問を受け、また移動ということを繰

図1 Single Station Personal Interview

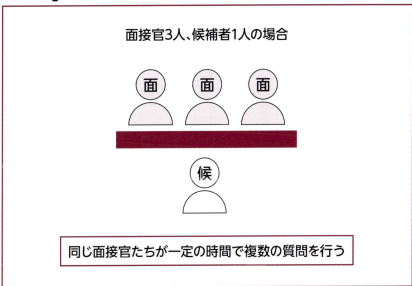

図2 Multiple Mini Interview

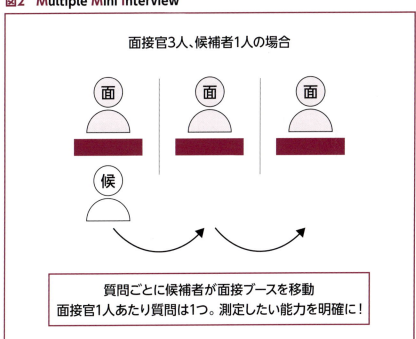

り返します。一つのブースで測定する能力を一つ、質問も一つにすることで文脈特異性の問題を改善し、一問ごとに面接官を変えることで前述のバイアスの影響を受けにくくなっています。文章では分かりにくいので、図1にSSPIの、図2にMMIの面接方法の略図をお示しします。

一つのブースで一つの能力だけを評価し、次のブースへ移動というMMIの方法は、何かと似ていると思いませんか。はい、医学生の時に受けたOSCE (Objective Structured Clinical Examination) ですね。実はMMIはOSCEの手法を面接法に取り入れて開発されました。OSCEの手技評価が面接の質問に変わったと考えると少しはイメージが湧くでしょうか。

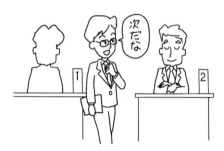

MMIは今どんどん広がっている面接方法で、日本でも医学部入試の面接に採用している大学がちらほら出てきています。SSPIで問題となっていた文脈特異性やバイアスを改善したMMIは、面接ブースや面接官の数にもよりますが、かなり高い信頼性が報告されています。このように信頼性の高いMMIですが、ご想像の通り結構手間がかかります。SSPIであれば一部屋に面接官を数人用意すれば事足りますが、MMIでは区切られた部屋と面接官を問題数分だけ用意しなくてはならず、一問ごとの移動時間もかかります。MMIでは一般的にブースの数（≒面接官の数）を増やせば信頼性が高くなる傾向がありますが、それだけ運営側の負担も大きくなります。信頼性と実行可能性のバランスをどうとるかがMMIの大きな課題の一つと言えます。当初はブースの数を10個以上にすれば非常に高い信頼性が担保されるといわれていましたが、近年では質問・採点基準の構造化や面接官のトレーニング次第では、4〜6ブースでも信頼性は担保されるとの報告もあります。もう少し詳しくお知りになりたい方は、次頁の参考文献をご参照ください。

💡 若者対策 tips

- 相手の態度や価値観に左右される前に、まずこちら側の物差し（欲しい人物像・面接の採点基準など）を整えましょう
- 自分が面接官としてどのような感情に引っ張られやすいか（バイアスが入るか）を事前に理解しておきましょう。特にジェネレーションギャップのある世代間では、面接本来の目的とは無関係な部分でも違和感（ネガティブな感情）が生まれやすいので注意

- 若者とのさまざまなギャップ、感情的なすれ違いはあって当たり前。そうであればそういった影響を受けにくい面接方法を導入してみては？

●おわりに

　本項では信頼性の高い面接法としてMMIの概念をご紹介しました。しかし本来面接で一番大切なのは「この面接で本当に欲しい人材が選抜できているか」（妥当性）ではないでしょうか。妥当性についてはさまざまな報告がありますが、そもそも面接の目的や状況によって選抜したい人材の基準は変わってくるため、信頼性以上に複雑な問題になります。ポイントは、選抜の具体的な基準を設けること、そしてその基準が面接結果ときちんと相関していること、が重要になります。妥当性は質問内容・形式にも影響を受け、その形式もいくつか提唱されていますが、紙面の都合上ここでは割愛します。

まとめ

❶ 面接の3大構成要素は、信頼性・妥当性・実行可能性
❷ 面接官が陥りやすいバイアス：後光効果とsimilar-to-me効果に注意して面接を行う
❸ MMIは信頼性の高い面接法だが、手間・コストとのバランスが大切

参考文献

1) Yamada T, Sato J, Yoshimura H, et al: Reliability and acceptability of six station multiple mini-interviews: past-behavioural versus situational questions in postgraduate medical admission. BMC Med Educ 2017; 17: 57.
2) Yoshimura H, Kitazono H, Fujitani S, et al: Past-behavioural versus situational questions in a postgraduate admissions multiple mini-interview: a reliability and acceptability comparison. BMC Med Educ 2015; 15: 75.

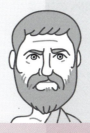

どうやって研修医を集めるか

各論④

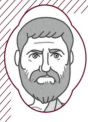

各論④-1

施設の強みを作るには?
己を知ることが勝利への近道

◎ 安藤 裕貴

学習目標
① 施設の強みに気付くことから始まる
② 自施設の分析法を知る
③ 分析結果を考察し行動する

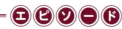

　臨床研修制度が必修化された後、「どうやって研修医を集めるか?」という命題には、これまで多くの病院関係者が四苦八苦してきたと思います。うまくいったという病院は、どこかにあるでしょうか……?? よくよく見渡してみると、どこもうまくいっていないというのが実際のところかもしれません。

　では、なぜこれだけ多くの医師をはじめとした優秀な人達が多い医療界で、研修医集めにうまい方法を見いだせていないのでしょう?

　答えはある意味カンタンです。それは私たちが大学時代に学んだ医学に「研修医を集める」というテーマがなく、効果的と分かっている方法を学んだことがないからです。医学をどれだけ学んでも、どれだけ優秀な医師が集まっても、それらしい答えを見つけられないのは、そこに理由があります。

　「人を集める」ことを扱った学問の中に、経営学があります。経営学の中では、人はリソース(資源)として扱い、その有効活用法から、組織作り、モチベーションの上げ方、そして人材マーケティング(集め方)が研究さ

れています。人材マーケティングとは、優秀な人材をいかに採用するかということが含まれていますから、言葉を変えれば「人の集め方」であり、研修医を対象にすれば「研修医の集め方」になります。

● 人材マーケティングと施設の強みの関係

人材マーケティングには、いくつかのやり方がありますが、それらの中で共通して重要な要素として、自施設の強みを作ることがあげられます。ここでは、人材マーケティングの全てを語ることはできませんので、「施設の強みを作るには？」という点に集中して述べていきたいと思います。

● 施設の強みを作る?

しかし、施設の強みを作り出すというのは、少し語弊がある言葉です。というのも、たいていの場合は"新たに作り出す"というよりも、まずは"見いだす"ことのほうが大事です。これまでにないものを作り出すのは、時間も労力もかかります。また、無理やり作ってしまうと自施設の文化とは異なるものが出来上がってしまい、整合性がとれなくなってしまうことがあります。整合性のとれていないイビツなものは、たとえ効果があっても、文化に馴染まなかったり、効率性が低かったりすることで、一時的な効果しかないことが多く、その化けの皮が剥がれてしまうと、逆効果になることさえあります。また、研修医を集めるというテーマは長期的な視点に立って考えなければならず、そのためには短期的に人が集まることを求めるのではなく、継続的に人が集まる施設を目指すべきでしょう。施設の強みを作るための3ステップを紹介します。

ステップ1） 強みに気付くこと（内部環境の調査）

まずは自施設の強みに気付くことが大切です。そのためには徹底的に自施設のことを知らなければなりません。とはいえ、診療科ごとの垣根が高いのが実情ですから、容易に情報を集めるのは難しいものです。まずは研修医目線、指導医目線といった内部情報を収集します。情報は定量化できるものと定性化できるものに分けます。

定量化できる情報として、診療科ごとの入院患者数や外来患者数、救急搬送数、救急患者総数、医師数、コメディカル数、有資格者数（医

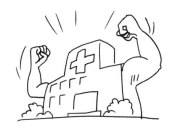

師、看護師などの専門職。メディカルや事務の中には医療経営士や会計士を持っている人もいます）、病床数、病床稼働率、在院日数、DPC 係数などをリストアップします。

　定性的な情報は、数値化できないものですのでアンケート調査を行います。アンケートの対象者は指導医、研修医、職員、外来患者、救急外来患者などニーズが隠れていそうなところを集中的に行います。指導医や研修医からの情報は比較的集めやすいものですが、潜在的なニーズは必ずしも自分たちの領域にあるとは限りませんから、周囲からの情報も集めましょう。

図1　PESTEL

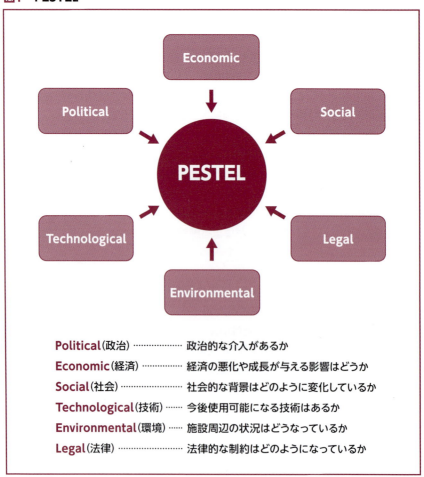

Political（政治）…………… 政治的な介入があるか
Economic（経済）…………… 経済の悪化や成長が与える影響はどうか
Social（社会）……………… 社会的な背景はどのように変化しているか
Technological（技術）……… 今後使用可能になる技術はあるか
Environmental（環境）…… 施設周辺の状況はどうなっているか
Legal（法律）……………… 法律的な制約はどのようになっているか

ステップ2) 環境変化をつかむ(外部環境調査)

医療業界は法律や制度など、社会的な条件の影響を受けやすい業界です。そのため、それらの因子も分析に入れなければなりません。これらをまとめてPESTEL分析と呼びます[1]。PESTELはPolitical(政治)、Economic(経済)、Social(社会)、Technological(技術)、Environmental(環境)、Legal(法律)の略です。図1に模式図を示します。

ステップ3) 強みの分析

図2 SWOT分析

	プラス要因	マイナス要因
内部環境	強み (Strength) **S**	弱み (Weakness) **W**
外部環境	機会 (Opportunity) **O**	脅威 (Threat) **T**

Strength(強み)
内部要因／プラスの影響
- 施設の最大の強みは何か
- どのようなリソース(物的資産、人的資産)を持っているか
- 目標を達成するのに貢献するスキルやトレーニング法はあるか
- 財源はあるか
- 他の施設や部署との連携はどうか

Opportunity(機会)
外部要因／プラスの影響
- 外部環境をどのように利用することができるか
- 期待できる外部環境の変化はないか
- 競合施設の弱点は、自施設の強みを活かすためにどのように役立つか
- どのような新しい技術が利用可能になるか

Weakness(弱み)
内部要因／マイナスの影響
- 施設の最大の弱点は何か
- リソース(建物、人、知識)が時代遅れではないか
- 欠けているトレーニング法はないか
- 財政状況はどうか
- 連携できていない施設や部署はないか

Threat(脅威)
外部環境／マイナスの影響
- 競合施設が自施設に与える悪い影響は何か
- 法律や制度の変更が与える悪い影響は何か
- どのような社会的変化が自施設を脅かすか
- 経済サイクルの悪い影響を受けるか

集めた情報から強み弱みを分析しますが、全体を俯瞰的に分析することが重要です。また施設の内部だけで検討するのではなく、外部の要因にも分けて分析します。外部の要因は機会と脅威に分けます。強みばかりに目が行きがちですが、弱みは克服することで強みに変えることもできるため、両者を分析に入れることが大切です。機会はチャンスですから、内部の強みを活かしたり、弱みを強みに変える要因にすることができます。脅威も機会に変えられないか、という発想をします。

これらをまとめた手法をSWOT分析と呼びます[2]。SWOTとはStrength（強み）、Weakness（弱み）、Opportunity（機会）、Threat（脅威）の略です。図2のようにまとめると、分析や計画立案、実行の際に役立ちます。

●分析結果を考察し実行する

SWOT分析が出来上がると、ある程度客観的に自施設の実情が見えてくるようになります。実情が見えてくれば、強みを伸ばす方向性はないか検討します。弱みはどうしたら克服できるか、弱みと思われているところを強みに変えられないかを検討します。それらを活かすための機会の利用方法を検討します。

これらの検討を、今度は実行するためにアクションプラン（図3）として計画書にプロットしていきます。分析は分析だけで終わらせずに、分析して考察を行い、いかに実行に移すかが大切です。アクションプランには必ず期限を記載し、そこ

図3　アクションプランの例

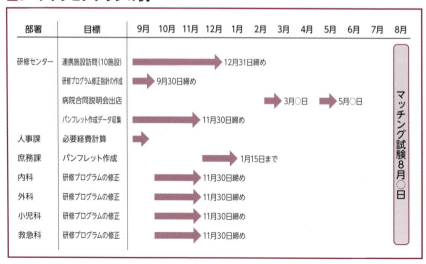

から逆順にして、必要な時間を計算していきます。関わる部署との連携、どの部署がどのような目標で動くのかを明確にして、アクションプラン上に落とし込んでいきます。

💡 若者対策 tips
- 研修医の集め方を知っているのは医者ではない
- 敵（研修医）を知り、己（自施設）を知れば百戦して危うからず
- 実行しなければ分析は役に立たない。若者に届くまで実行を！

まとめ
❶ 施設の強みは3ステップで
❷ SWOT分析を活用し全体を俯瞰的に分析
❸ アクションプランに落としこんで実行を

参考文献
1) Cadle J, Paul D, Turner P: Business Analysis Tchniques, 72 Essential Tools for Success. BCS The Chartered Institute for IT, 2010.
2) Ghazinoory S, Abdi M, Azadegan-Mehr M: SWOT methodology: A state-of-the-art review for the past, a framework for the future. Journal of Business Economics and Management 2011; 12(1): 24-48.

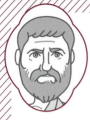

各論④-2

必勝の施設のPR方法ってあるんですか？

敵を知り己を知れば百戦危うからず

◎ 志賀　隆

学習目標

① ミッションの重要性を知る
② マーケティングの原則を知る
③ 広告の効果を判定することの重要性を知る

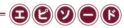

　東都総合病院の救急部門は立ち上げから3年経ち、順調に実績も伸びている。部門長のA先生は「来年度はさらに部門を充実させたい！」と考えた。そのため、後期研修医獲得のために企業に依頼をしてPRのためのDVDと気合いの入ったパンフレットを作成した。

　病院を売り込むためのTシャツをスタッフ全員で作り、意気揚々と研修見本市に参加した。しかし、見本市当日向かい側の有名研修病院のブースには列をなして参加者がいるのに対して、東都総合病院のブースには1日5名の参加者しか来なかった。せっかく100セット作ったDVDやパンフレットは山のように残ってしまい、「今どきの若いやつらはおかしい！ ブランドや給料にばかりにつられて！ 本当の研修は東都総合病院のような充実した救急部門にあるのに！」と怒り心頭になったのであった。

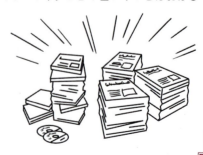

● 敵を知り己を知れば百戦危うからず

「症例は十分あるし、各部門との関係も良好である。なのになぜ当院には後期研修医が集まらないのか?」このような疑問・相談は救急医のための指導医講習会・部門長講習会を行っているわれわれの元に毎回寄せられます。

答えは意外とシンプルでまさに「敵を知り己を知れば百戦危うからず」ということわざのとおりなのです。本書のメインテーマである「若者はどう自分と違うのか? なぜ違うのか? どうしたらいいのか?」に正面から取り組むことが遠回りのようで近道なのです[1]。

● 若者の特徴は?

13頁にて紹介していますが、2016年度研修医マッチングにおける学生参加者アンケートで最も重視されているのは、

- 病院の研修や指導体制
- プログラムの内容

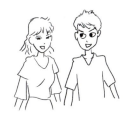

となっています[2]。

A先生が嘆いたように給与や勤務条件がよい・都市部に近い施設に惹かれる、という学生/研修医が必ずしも多数派というわけではないのです。<u>一方で、研修において最も重要な研修内容・症例数・指導体制・しっかりとしたプログラムがあるか?などは真剣な目で見られているわけです</u>[2]。

● 自施設の特性やミッションをどう考えるか?

さて、ではどのように自施設をアピールしていったらよいのでしょうか? われわれの施設にも多くの施設から見学の先生がいらっしゃり

- ただやみくもにPRしているのではないか?
- 症例数が多いだけではないのか?
- 若いスタッフばかりで十分な教育や臨床がないのではないか?

などのご質問をいただくことがあります。

「実際のところ大事なのは何か?」ですが

- 自施設の等身大の特徴を把握する(SWOT分析 227頁参考)
- しっかりとしたコンセプトがある(ミッション)

この2点が最も重要と考えられます。

その上で、施設の特徴として大事な以下の点を洗い出します。

- 症例数
- 研修内容(特にローテーションや選択期間など)

- 指導体制
- 他施設との連携
- 卒業生はどのような進路に進んでいるのか？
- 労働環境（ワークライフバランスへの配慮）
- 施設の立地（勉強会などの参加を希望する若手への配慮）など

これらを挙げてみて自施設の魅力がより伝わるPR文章を考える必要があります。ただ、一方で忘れてはならないのが「部門の方向性と合う、求めたい人材はどのような人材か？」です。次の項ではその点を解説します。

●マーケティングを考える

■誰をターゲットとしたPR文章なのか？

PR文章を書く上で一番大事なことは何でしょうか？ それは「どのような対象にPRを届けたいか？」という点です。戦略的なPRのためにはマーケティングの原則を学ぶ必要があるので以下に解説します。

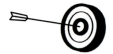

ステップ1：セグメンテーション

まず、医師の人材市場を分類します。例えば、
- 年齢
- 性別
- 卒後何年目
- 研究志向
- 教育志向
- 都会派
- 郊外派

などをもとに対象となる集団をセグメント（細分市場）に分解します。

よほど強力な商品（魅力のある部門）でない限りは、マスマーケティングといって対象集団を絞ることなく市場全体にPRをしても、思ったような費用対効果とならないことが多いでしょう[3]。

ステップ2：ターゲティング

次に行うべきなのは、分けてみたセグメントのどこをターゲットにしてアプローチするかということになります。このステップをマーケティング用語ではターゲティングといいます。標的となる市場がターゲティングによって確定した場合には、より費用対効果の高い広告の実施が可能になります。

「最終的に、卒後2年目から5年目で、臨床志向で、郊外での生活を楽しめる救急希望の候補者」という人物像を作ることができたとします。ここで忘れてはならないのは、<u>前述のように部門のミッションに沿った望まれる人物像</u>になっているか?という点です。

ほとんどの急性期病院において、人手不足で困っているという状況ではないでしょうか? とはいえ、自分たちの部門の目指す目標・ミッションなどと候補者の目指す研修内容や将来像が大幅に異なる場合にお互いにとって幸せな状況とはいえません。互いに無理をして就職に至ったとしても長期的に我慢ができなくなって、いろいろとトラブルとなり最終的に離職となることもあるでしょう。<u>ですから、組織のミッションを重視した人物像を重視するようにされるとよいと思います。</u>

●実際にPRを行う媒体はどのようなものがあるのか?

■メディアを選ぶ

現在は自施設に候補者をリクルートをする手段は多様性に富んでいます。

1 メーリングリスト

筆者は次のメーリングリスト(ML)に広告メールを出すことが多いです。
- 救急医向けのML………EM Alliance
- 集中治療医向けのML…JSEPTIC
- 感染症内科向けのML…IDATEN
- 家庭医向けのML………TFC

MLの特徴としては
- 最も標的としているターゲットへの直接的な広告となる
- 無料である
- 効果の測定は見学者の数から推測するしかない

などがあります。一方で、頻繁な求人募集がMLにある場合には「人材集めに困っている部門」という認識を持たれる可能性もあります。そのため、広告のタイミングや頻度については事前に検討をしておくことが望まれます。

2 SNS・ウェブサイト

Facebookに代表されるソーシャルネットワーク(SNS)にて部門のページを作り定期的な更新をしていると部門のベースの認知度が高まります。SNSの良い点は
- 救急医の友人や救急医や候補者である可能性が高い
- SNSのシェア機能などはより親近感のある情報として候補者に届く可能性

が高い
　・「ページビュー数」や「いいね数」は広告効果の指標となる
　・無料である

などです。
　ではウェブサイトはどうなのでしょうか？ ウェブサイトは検索エンジンにて検索された際に閲覧される可能性があります。ただ、いきなりウェブサイトに見に行くという可能性は少なく

　　1）口コミ、SNS、ML、雑誌、学会等で部門のことを知る
　　2）検索エンジンで部門のウェブサイトに到達する
　　3）実際にウェブサイトを閲覧する

という過程を経ることが多いでしょう。ですからSEO（サーチエンジン最適化）を頑張るよりも、内容の充実に注力した方が効率的であると考えられます。ウェブサイトには、専門医機構に提出した書類を中心に分かりやすく、魅力的なプログラムの情報を掲載することがもちろん必須です。

3 病院見本市

　レジナビなどの病院見本市から入職につながる可能性はもちろんあります。しかしながら、その効果は「学生 ⇒ 初期研修医」の時に多い印象を持つ指導医が大半です。実際筆者の経験でもほとんどが「○病院の救急部門がいいらしいから見に行ってきなさい」と指導医や友人・同僚から薦められて、ウェブサイトから直接連絡し見学に至ることが8割を超えています。注力をする度合いを対象によって検討することが重要と思われます[4]。

4 情報は発信するところに集まる

　候補者の医師にとって就職する病院を決めるに当たってまず大事なのは、「その病院の名前を知っていること」でしょう。さすがに見たことも聞いたこともない病院に就職することは困難です。そのためどのように病院・部門の認知度を高めているかを考える必要があります。ここで重要な原則は「情報は発信するところに集まる」です。情報発信をする部門は注目されやすく、認知度が高まるため就職先として選ばれる確率が高まります。

　具体的な方法としては以下があります。

　・研究 ⇒ 論文出版
　・学会発表
　・教科書の出版
　・依頼原稿執筆（商業誌など）

医師の臨床以外の活動として最も重要なものは研究ですし、そちらを重視すべきであるところは現在でも変わりません。一方で、商業誌などの原稿執筆も「書きたい若手医師」をガイドして執筆をさせることによって本人の喜びにもなります。また、部門としても情報発信をする機会になります。もちろん内容の質の担保重要性は言うまでもありません。

5 自施設主催のセミナー

　筆者が在籍していた東京ベイ・浦安市川医療センター救急集中治療科ではTECC-Jという初期研修医向けの救急集中治療の1日のコースを実施しています。毎回20名近い参加者があり、多くは初期研修医1年目もしくは2年目です。内容としては、臨床推論、脳卒中の初期対応、敗血症診療アップデートなど救急集中治療のど真ん中の部分をカバーしています。もちろん単純に救急集中治療の内容を勉強しに来ている若手医師も多いです。しかし、コース終了後の懇親会に参加する方々はかなりの割合で部門に興味を持っている方々です。普段の講義の様子や部門に在籍する先輩たちの人柄がよく分かるオープンキャンパスの意味合いもあります。

● 一番強力な広告は生情報

　見学の際に研修医候補が見聞して感じるのが、生の部門の情報です。やはり「百聞は一見にしかず」であり、五感を通じて得た印象が最も決め手になる可能性が高いです。また、現場にいる研修医と候補者が指導医のいない状況で話すことのできる時間を設けることも大事です。指導医がいると話しにくい内容を聞くことができると、より候補者に喜ばれます。もちろん候補者と話すレジデントにはリクルート前提であることをリマインドしておいたほうがよいと思われます。

　また、他科も含めて研修医や指導医が自施設を離れて他施設に行った際に、「以前に私の働いていた病院の救急部門はしっかりして楽しくやっていたよ!」という生の声も、もう一つの生情報です。

● 広告の効果を測ることが必要である

　医療機関の求人のための広告も一般的な広告の原則に則ることから始める必要があります。その中で最も強調したいのは、「自施設のPRの効果を測定することが最も大事!」という点です[5]。

　例えば、見学者が自施設に来た際に「どのようなメディア（媒体）で施設の名前を知って見学に来たか?」を毎回把握することをお勧めします。

結局、部門のアピールをしていく過程で隠れた金山はありません。

- 自身の部門の方向性を見つけ直して
- 部門の魅力をはっきりさせる
- その上で求めたい人物像を定めて
- ターゲットとする医師層に向けて広告する
- そしてその効果をしっかりと測る

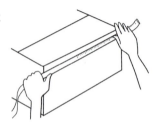

このサイクルを繰り返していくことが必要です。また、前述のように見学者や卒業生同士、病院の同僚が部門の観光大使となって全国で部門のことを広めてくれます。ですので、日々誠実に対応をして彼らとの良好な関係を築くことが遠回りのようで本道です。

💡 若者対策tips
- 若者はより効率よく実力が伸びる環境を求めている
- 若者はワークライフバランスを重視している
- SNSやウェブサイトをよく見ている

まとめ
❶ 部門がどのような方向を目指しているか確認する
❷ ターゲットする対象はどのような人材なのか決めて臨む
❸ 広告をしておしまいではなく数字で反応を把握する

参考文献

1) Roberts DH, Newman LR, Schwartzstein RM: Twelve tips for facilitating Millennials' learning. Med Teach 2012; 34(4): 274-278.
2) 臨床研修マッチング資料　マッチングに参加した初期研修のアンケート情報などが掲載 http://www.jrmp.jp/data.htm
3) 宮崎哲也：フィリップ・コトラーの「マーケティング論」がわかる本. 秀和システム, 2006.
4) 志賀 隆：医師人生は初期研修で決まるって、知ってた? メディカルサイエンス社, 2016, p44-49, p190-195.
5) ジョセフ・シュガーマン：シュガーマンのマーケティング30の法則 お客がモノを買ってしまう心理的トリガーとは. フォレスト出版, 2006.

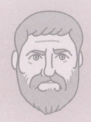

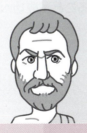

あなたはあなた自身を分かっていますか？

各論⑤

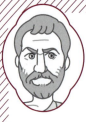

各論⑤-1

メタ認知の重要性
等身大の自分を知ることが成功への第一歩

◎ 溝辺 倫子

学習目標
① メタ認知とは何か
② 教育におけるメタ認知の重要性を知る
③ メタ認知を促す方法を知る

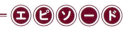

　そろそろ病棟回診の時間だと思い、ナースステーションに行くと、研修医Aが声を荒げて看護師を怒っていました。「発熱したのに血液培養をまだ取っていない、ってどういうことですか？ 入院指示にちゃんと書いているじゃないですか！ 毎回、患者が入院するたびにわざわざ事細かく入院指示を入れているのに、何のために入力していると思ってるんですか!! 指示に従ってくれないと本当に困るんです!!!」

　あなたは指導医として、研修医Aは普段から怒りっぽい、口調が厳しい、どうにかしてくれ、と看護師からよく相談されています。これまでにも、本人に対して何度か注意したのですが、なかなか改善しません。今日も回診の後、先ほどの口調を注意したところ、研修医Aは、「こっちは昨晩当直で忙しく仕事していたのに、指示に従ってくれなかったら誰だって怒りますよ。これでも口調には注意したんですよ」

　どうしたら、研修医Aの行動変容を促すことができるのか、悩んでしまいました。

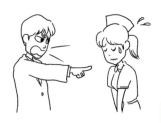

●メタ認知とは

　研修医Aは、自身の怒りの感情をコントロールする必要があります。しかし、どうして怒りの感情に支配されてしまったのでしょうか。そうです、当直明けで疲れていたのです。そんな研修医Aに必要なのは、「当直明けの自分は疲れている。疲れている時の自分は怒りっぽい口調になる」というメタ認知ではないでしょうか。

　メタ認知（metacognition）とは、何でしょう？よく「認知を認知する」とか"thinking about thinking"と言われます。自分自身の行動や感情を、第三者的な視点で自ら評価し認識することです。先ほどの場面、「あなたはどうしてそんなに怒っていたと思う？」と問いかけ、研修医自身に分析してもらい、「疲れ」という自分のコンディションがトリガーになっていると気付いてもらえたら、まず一歩前進です。これを繰り返すことで、研修医が次に同じシチュエーションに出会った時、「自分は今、疲れている。このような時、自分は怒りの感情に支配されやすい。口調に気をつけよう」と行動変容してくれるかもしれません。

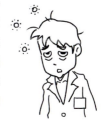

●メタ認知の重要性 ―プロフェッショナルとして―

　プロフェッショナリズムを発揮するわれわれの職業において、メタ認知はとても重要です。これは研修医が獲得するべき能力であり、さらに一人前の医師となっても引き続き必要な能力です。例えば、診断プロセスにおいて、メタ認知することで、常に自身の頭の中のプロセスや感情を評価分析しながら診断を進めることができるので、アンカリングや確証バイアスなどのエラーを未然に防ぐことができます。例えば、ある手技の前後で、術者の自信が必ずしも手技の正確性にはつながらないことが分かっています[1]。また、ある研究では、臨床上のエラーで最も多いのは薬剤処方に関する用量ミスのエラーであることが分かっていますが、自身が行う個々の作業と自身の感情をメタ認知しながら処方作業を進めることで、防ぐことができるのではないかと考えられています[2]。

●メタ認知の重要性 ―学習者として―

　そもそもメタ認知は、初等教育、心理学、患者の認知行動療法の分野で発展してきました。しかし、これらの分野に限らず、メタ認知は学びという行為全般において重要だと言えます。学習者自身が、自分は何を知っていて何を知らないのか、自身で認識することで、より必要な学習にフォーカスを絞ることができ、効果的です。大学生を対象にした研究で、自身の勉強法に対する自信と実際の成績は相関しないことが分かっています[3]。しかも、この傾向は成績が悪い学生に

強く表れているそうです。つまり、メタ認知ができていない学生は、成績が芳しくないと言えるかもしれません。学習プロセスにおける、メタ認知の重要性を垣間見る結果です[4]。

●メタ認知という手法を効果的に使う

　医学教育において、メタ認知を一つの手法としてそのプログラムに組み込むこともできます。例えば、何らかのシミュレーション中の学習者をビデオで録画し、それをシミュレーション後に学習者自身に見てもらい自分の行動を分析してもらう、という方法です。これはメタ認知を効果的に教育に取り入れた例です。蘇生、重症対応、外科手術、チームトレーニング、スキルトレーニングなどさまざまな場面で利用が可能です。反転授業（学習者に授業前に資料や教科書の指定部分に目を通してもらい、自身の疑問点やさらに理解を深めたい点を明らかにした上で授業に臨んでもらう、という方法）もメタ認知を利用した教育方法だと言えるかもしれません。教育手法として、意識して学習者のメタ認知を促す方法を紹介しました。

●メタ認知を促す臨床教育

　これまで述べてきたとおり、若い医師の教育にメタ認知は欠かせない要素であることが分かりました。では、実際の臨床現場でメタ認知を促すために、指導医はどのようなアプローチをすればよいのでしょうか。以下に、まとめます[5]。

1 目標設定

　まずは研修医に対して、適切な目標設定が必要です。その目標は、その研修医がまだ到達していないがこれから到達可能な目標であり、何らかの新しいスキルや知識の習得を含むものであるべきです。メタ認知を促すために設定する目標は、他人と比較し競争させて達成する目標であったり、総括的評価目標であったりすると、うまく機能しません。どちらかというと系統的評価目標として、それをクリアしてもしなくても、研修医にとって挽回可能な環境であるべきです。

2 細かいフィードバック

　研修医が何か発言する、行動する、もしくは感情を発するたびに、細かくフィードバックします。そのタイミングは、研修医の行為の可能な限り直後が望ましいです。なぜ、そう行動したのか、どう思ったのか、研修医自身に質問し答えてもらいます。言語化するプロセスにおいて、研修医は確実に、頭の中で自分の行

動や感情を分析し評価します。また、フィードバックをする前には必ず、指導医は以下のことを確認します。

　①研修医がどのレベルにいるのか、どのレベルを教えようとしているのか
　②トリビアに関することや回答不可能な（例えば「私（指導医）はどのように思っているか分かるか？」といった）質問は避ける
　③自分がフィードバックすることの意義を研修医に伝える
　④最も重要な学習ポイントを強調する
　⑤研修医個人の性格や資質を責めるような発言はしない

3 カルテ記載を徹底する

　診療に関わる情報、所見、検査結果、診断、診療計画はカルテに記載すると思いますが、それぞれの情報に、必ず説明を加えるよう促します。例えば、胸痛の患者に緊急冠動脈造影検査を行う方針となった場合、なぜ緊急なのかを必ず記すように指示します。「心電図でST上昇している」「胸痛症状が続いている」「心筋逸脱酵素が経時変化で上昇してきている」などです。何度も言語化してもらうことで、メタ認知が深まりますし、研修医自身が後に見直したり、第三者がそのカルテを読んだりすることで、複数人のメタ認知を深めることができ、安全な診療につながります。

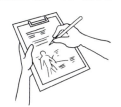

4 ローテーション期間を通じての教育計画を立てる

　研修医へ関わる度合いを少しずつ変化させていく必要があります。皆さんが普段から行っていることと思いますが、その研修医を指導する期間の中で、初めはずっと一緒に診療し、徐々に一緒に行動する時間を減らし、最後には自立して診療する時間を与えていると思います。メタ認知を促すにも、この手法が必要です。フィードバックや質問をする時間を少しずつ減らして、研修医自身で能動的にメタ認知できる時間を増やしていく計画を立てます。言われてみれば、当然のことかもしれませんが、期間を設定して計画し構造性を持たせることで、私たちの教育もメタ認知しやすくなることでしょう。

💡 若者対策 tips

- メタ認知という概念を、指導医自身で解釈し言語化する
- メタ認知できていないことを責めずに、一緒に習得しよう、と伝える
- 今時の若者は……と嘆く自分の感情をメタ認知する

●おわりに

　メタ認知の重要性をご理解いただけたでしょうか？　この章で書いた内容は、皆さんが知らず知らずのうちに習得していた、もしくは研修医に伝えていた内容かもしれません。しかし、くどい言い方ですが、メタ認知という理論をメタ認知していただけたのであれば、この章の目標達成です。ぜひ、明日の教育に活かしてください。

まとめ

❶メタ認知とは、自身の言動・感情を客観的に分析し評価すること
❷卒前、卒後に関わらず、教育にとって重要な要素である
❸メタ認知を実践する自分をメタ認知する

---

1) Dawson NV, Connors AF Jr, Speroff T, et al: Hemodynamic assessment in managing the critically ill: is physician confidence warranted? Med Decis Making 1993; 13(3): 258-266.
2) Bell C, Moore J, Couldry R, et al: The use of individualized pharmacist performance reports to reduce pharmacist-related medication order entry errors following electronic medical record implementation. Hosp Pharm 2012; 47(10): 771-775.
3) Winne PH, Moore J, Couldry R et al: Exploring students' calibration of self reports about study tactics and achievement. Contemp Educ Psychol 2002; 27(4): 551-572.
4) Hartlep KL, Forsyth GA: The effect of self-reference on learning and retention. Teach Psychol 2000; 27(4): 269-271.
5) Medina MS, Castleberry AN, Persky AM: Strategies for Improving Learner Metacognition in Health Professional Education. Am J Pharm Educ 2017; 81(4): 78.

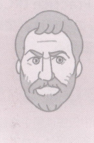

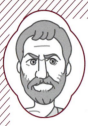

各論⑤-2
熟考した学習
Deliberate Practice
やみくもじゃ駄目! 考えて繰り返そう!

◎ 池山 貴也

学習目標
① 『熟考した学習』の理論を知る
② 『熟考した学習』の発展型である、Rapid Cycle Deliberate Practice（RCDP）を知る
③ フィードバックの際には、できるだけ客観的な指標を使いながら褒める

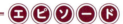

エピソード

　ここは集中治療室で、田中先生は集中治療科の指導医です。当病院は教育病院で初期研修医を多数受け入れており、ローテーションの一環でICUに彼らも回ってきます。A先生とB先生はそんな初期研修医の2人です。A先生は最近の草食系若者はどこ吹く風で、がつがつとした肉食系です。非常に熱心で、何でも自信がありそうです。B先生はまさに草食系で、指名しなければ自分では何かしようとしませんが、真面目にいつもメモを取っています。さあ、今からエコーガイド下で中心静脈穿刺をすることになりました。やはりA先生が志願して、B先生はメモを取る準備をしています。A先生が自信満々で「ぜひ、やらせてくれ」と言うので、田中先生も介助者として清潔野に入ることにしました。A先生は清潔野に入るとすぐさまエコーで右内頸静脈を同定して、穿刺を始めました。針先を同定する間もなく、ぐんぐん針を進め、気付くと根元まで穿刺針が刺さっています。シリンジで引いてみると止めどなく空気が引けてきてしまいます。田中先生は泣く泣く右胸腔ドレーンを入れました。A先生とその後話しましたが、反省の色は

なく、失敗は成功の母と言っています。その前の数回は先輩医師と行い、問題なく挿入できていたので、エコーガイド下穿刺は血管が見えるために簡単で、ただ単に何回か繰り返せばすぐに上手くなると思っているようです。一方、B先生は手技もまずは知識として理解したいようです。

●熟考した学習（Deliberate Practice）って知ってますか？

　熟考した学習（Deliberate Practice）はEricsson KAによって提唱された教育モデル[1]です。アスリートのトレーニングや音楽の分野でも専門性を高めるのに重要とされています。医学教育でも、救急領域[2]だけでなく、外科領域[3]などでも学習モデルとして取り上げられています。

　熟考した学習を理解するには、心理学者のAubery Danielsのバスケットボール選手の例[4]を考えてみましょう。

　バスケットボールのフリースローの練習を1時間、2人の選手がするとしましょう。

選手A
フリースローを200回
毎回ボールを他の選手が拾う
ボールを拾う選手はフリースローが入ったかどうか記録
フリースローが外れた場合、ボールが短かったのか、遠くに投げ過ぎたのか、あるいは右や左にそれていたかを記録
選手Aは10分ごとに記録をチェック

選手B
フリースローを50回
シュート後、自分でボールを拾う
次のシュートまではだらだらとドリブルをして、時には友達と話して休憩

　さあ、もともと選手Aと選手Bの技量が同じで、上記が彼らのいつも通りの練習法としたら、100時間後にはどちらの選手がフリースローはより上手になっているでしょうか？
　多くの方は、選手Aの方だと思われるでしょう。

以下が熟考した学習に必要な要素です。
　①よく定義されたタスクの特定の点を改善しようとする
　②パフォーマンスに関してすぐに詳細なフィードバックが得られる
　③徐々にパフォーマンスが改善できるように何度も繰り返す機会が十分ある
　④集中して行う
　⑤パフォーマンスを改善しようとする意欲がある

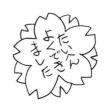

　エコーガイド下中心静脈穿刺[5]の例で熟考した学習を応用するとすれば、下記のようになります。まずは、経験者の実演やビデオなどを通して、手技の要点、起こりうる合併症とその深刻さなどをよく研修医にまず理解してもらい、タスクの定義を行い、意欲を持ってもらいます。理想を言えば、実際患者さんに穿刺する前に、血管穿刺シミュレーター（購入しなくても寒天などでも作成可）で事前に超音波機器の使い方のコツ、エコーガイドでの針先端の描出や、準備、穿刺、ガイドワイヤー挿入、ダイレーション、カテーテル挿入の全行程を実際の器具を用いて学習者がリハーサルを行うのが望ましいでしょう。フィードバックの際には、できないと叱りがちになりますが、何とかいいところを見つけて褒めて伸ばすのが大事です。太平洋戦争開戦時の連合艦隊司令長官であった、山本五十六[6]も『やってみせ、言って聞かせて、させてみせ、誉めてやらねば人は動かじ』という言葉を残しています。第二次世界大戦の際にも、若者は褒めなければ伸びなかったのでしょう。熟考した学習の際にも、学習者の意欲をそがないように、改善すべきことを指摘しつつ、褒めることが大事です。その後、実際に患者さんに穿刺しているときに、穿刺針の先端を描出できているか、それとも針のシャフトを見ているだけなのかをリアルタイムでフィードバックを行いながら、確実に針先が見えるまで研修医がフィードバックを受けるのです。これなら、エピソードで登場した肉食系のA先生も、草食系のB先生も安全に手技を習得してくれるのではないでしょうか？

● Rapid Cycle Deliberate Practice（RCDP）とは？

　ここでは、最近提唱されているRCDPを紹介させていただきます。RCDPは米国ジョンズ・ホプキンス病院のエリザベス・ハントによって提唱されたシミュレーション学習法[7]です。RCDPではスキルをきっちりと習得するまで、『熟考した学習』と『目的のはっきりしたフィードバック』を行き来（サイクル）しますので、早いサイクル（Rapid Cycle）の熟考した学習とハントらは名付けました（図1[8]）。RCDPには下記の3つの原則があります。

- 第一の原則：学習者が熟考した学習につぎ込める時間を最大限にする
- 第二の原則："専門家からのフィードバック"を与える
- 第三の原則：心理的安全を担保する

1 RCDPの原則①　学習者が熟考した学習につぎ込める時間を最大限にする

学習者に手技や行動を正しく行う機会を十分に与えます。学習者に正しくできるまで複数回のチャンスを与えるのは、過学習、自動化、マッスル・メモリ（筋肉記憶）の形成などの学習理論に基づいています。

2 RCDPの原則②　"専門家からのフィードバック"を与える

専門家からのフィードバックとは、指導者がエビデンスに基づいた具体的なフィードバックを与えたり、シミュレーション（あるいは学習中）での間違いに専門家としての解決法を効率よく教えることです。RCDPでは、通常のシミュレーションのようにシナリオが終わってからデブリーフィングをするのではなく、間違いがあったその時にシナリオやその手技を止めてフィードバックが与えられます[9]。これは、学習者が自分で解決法を見つけるよりも、効率が良いです。また、シミュレーション中のフィードバックが有効なのは、自己決定理論10によって説明され

図1　RCDPの概要

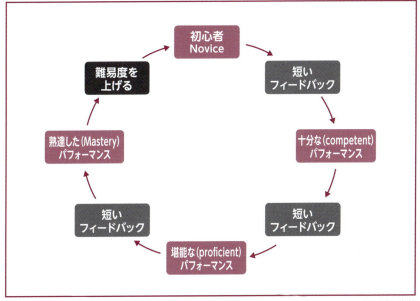

〔文献8〕を改変

ると考えられています。自己決定理論（Self-Determination Theory）とはモチベーションに関する理論で、学習者にとって『自己決定的』であるほどモチベーションが高く、『非自己決定的』なほどモチベーションが低いというものです。学習者がフィードバックを受け、手技を繰り返し、そして自分のパフォーマンスが改善することを実感すると、自己効力感が増して、学習者が指導者からのフィードバックを受け入れやすくなるのです[11]。

③ RCDPの原則③　心理的安全を担保する

　ハントらによると心理学的安全を担保するとは、高いスタンダードとさらに重大な使命である「救命」の基に、学習者が世界レベルのアスリートのようにコーチされることが指導者の目標であると学習者が理解できるような環境を作ることです。そうすること心理的安全が担保され、学習者はミスを恐れる代わりに、コーチングの機会や、救命（あるいは医療の）の専門家になる目的を持って学習する時間を歓迎するようになります。これは筆者の意見の付け足しですが、悪い所ばかり指摘するのではなく良い所を褒めるというのも、学習者が自分自身を肯定されていると感じ、心理学的安全がより担保され、フィードバックを受け入れやすくなるのではと考えられます。

●どうやって実際にRCDPを使って指導するの？

　RCDPは、特定の手技の練習などでも、改善すべきことがあればそのたびに止めて、フィードバックを行います。そのため、実際にベッドサイドで患者さんに何かの処置を行う場合での初めての指導にはあまり向かないかも知れません。ハントらの例では、ラピッド・レスポンスに対応する研修医が蘇生で最初の5分間に必要な技能やチームワークスキルが獲得するのが目的でした[7]。彼女らが蘇生教育に用いたシナリオを**図2**に示します。最終的に電気ショックが必要な蘇生ができるように、段階的にシナリオが組んであります。それぞれのシナリオにおいて、最初は何が足りないかを見定めるため、中断なしで流します。それから、徐々に基準を上げてエラーがあればシナリオを中断して、以下の4つのポイントに沿って指摘します。

① 到達点から逸脱したポイントをできるだけ定量化してパフォーマンスデータを共有（例えば、胸骨圧迫中断時間は10秒以内、電気ショックは2分以内、胸骨圧迫できている時間＞80％）
② お手本のリハーサルを含んだ解決策指向型のデブリーフィング
③ チームコミュニケーションを改善させるような決まり文句
④ 『行動を引き出す台詞』（例：『脈がない、胸骨圧迫を始めます』）の使用。学習

図2　ハントらの研究でのシナリオ

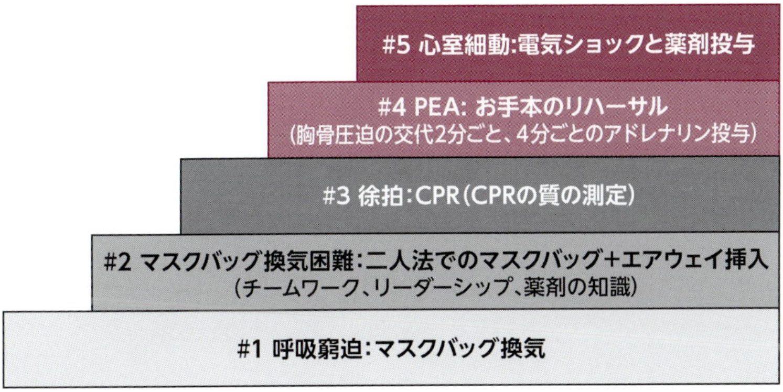

```
#5 心室細動：電気ショックと薬剤投与
#4 PEA：お手本のリハーサル
（胸骨圧迫の交代2分ごと、4分ごとのアドレナリン投与）
#3 徐拍：CPR（CPRの質の測定）
#2 マスクバッグ換気困難：二人法でのマスクバッグ＋エアウェイ挿入
（チームワーク、リーダーシップ、薬剤の知識）
#1 呼吸窮迫：マスクバッグ換気
```

〔文献7〕を改変

者がエラーを繰り返すなら、それがスキル（例：胸骨圧迫の再開が遅い）でもチームワークに関連する事柄（クローズド・ループ・コミュニケーション）のどちらでも、『じゃあ、中断して、10秒前からもう一度やってみましょう』と学習者に指導します。シミュレーションの中での検証ですが、この研究では介入の前後比較で学習者は開始前よりも開始後に有意に蘇生の質（1分以内の胸骨圧迫開始、胸骨圧迫できている時間、2分以内の電気ショックなど）が改善しています。

RCDPを他のスキル獲得に応用するには、最終目標に到達する技能をいくつかの段階に分けて、徐々に難易度を上げて最後のシナリオで一連の技術ができるようにデザインするのがよいでしょう。

💡 若者対策 tips

- 『やってみせ、言って聞かせて、させてみせ、誉めてやらねば人は動かじ』
- 特に手技の指導にはRCDPを取り入れてみよう！

まとめ

❶スキル習得の正しい努力＝熟考した学習！
❷熟考した学習の発展系であるRCDPでも褒める！
❸有効なRCDPを行うには、トレーニングのデザインを！

参考文献

1) Ericsson KA: Deliberate practice and the acquisition and maintenance of expert performance in medicine and related domains. Acad Med 2004; 79(10 Suppl): S70-S81.
2) Wayne DB, Butter J, Siddall VJ, et al: Mastery learning of advanced cardiac life support skills by internal medicine residents using simulation technology and deliberate practice. J Gen Intern Med 2006; 21(3): 251-256.
3) Hashimoto DA, Sirimanna P, Gomez ED, et al: Deliberate practice enhances quality of laparoscopic surgical performance in a randomized controlled trial: from arrested development to expert performance. Surg Endosc 2015; 29(11): 3154-3162.
4) https://www.aubreydaniels.com/comment/1348
5) Blanco P: Ultrasound-guided vascular cannulation in critical care patients: A practical review. Med Intensiva 2016; 40: 560-571.
6) https://ja.wikipedia.org/wiki/%E5%B1%B1%E6%9C%AC%E4%BA%94%E5%8D%81%E5%85%AD
7) Hunt EA, Duval-Arnould JM, Nelson-McMillan KL, et al: Pediatric resident resuscitation skills improve after "rapid cycle deliberate practice" training. Resuscitation 2014; 85(7): 945-951.
8) Taras J, Everett T: Rapid Cycle Deliberate Practice in Medical Education - a Systematic Review. Cureus 2017; 9(4): e1180.
9) Eppich WJ, Hunt EA, Duval-Arnould JM, et al: Structuring feedback and debriefing to achieve mastery learning goals. Acad Med 2015; 90(11): 1501-1508.
10) Ten Cate TJ, Kusurkar RA, Williams GC: How self-determination theory can assist our understanding of the teaching and learning processes in medical education. AMEE guide no. 59. Med Teach 2011; 33(12): 961-973.
11) Hatala R, Cook DA, Zendejas B, et al: Feedback for simulation-based procedural skills training: a meta-analysis and critical narrative synthesis. Adv Health Sci Educ Theory Pract 2014; 19(2): 251-272.

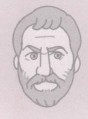

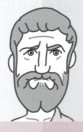

自己管理

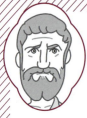

各論⑥-1

アンガーマネジメント
怒りに囚われない、心穏やかな日々を送るために

◎ 髙橋 仁

学習目標

① "怒り"について知る
② アンガーマネジメントの方法を知る
③ アンガーマネジメントを明日から実践できるようになる

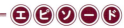

　ある日の救急外来で働く指導医Aは、研修医Bが遅刻していたことにイライラし、「B先生、遅刻でしょ！医者なら5分前に来るべきだ。社会人として失格だよ！」と、強い口調でほかのスタッフの前で注意した。そのため、研修医Bは落ち込んでしまい、その日の勤務ではよいパフォーマンスを発揮できなかった。
　またその光景を見ていた研修医Cは、胸痛を主訴に来院した患者について指導医Aにコンサルトしたかったが、指導医Aが怒っているため相談できなかった。そのため、心電図を測定するのが遅れてしまった。
　当の指導医Aは、怒りが治らず、勤務中終始イラついてしまい、患者さんとのコミュニケーションもうまくいかなかった。帰宅後もイライラが続き、家族にも当たってしまった。

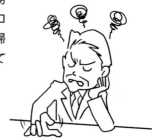

● はじめに

冒頭のように、イライラしてしまい失敗したことがある人は多いのではないでしょうか？昔は私もよく怒りでトラブルを起こしていました。過去には、同期の医師に、「先生のあだ名は、"○ィファール"ですね」と言われ、「なんで？」と聞き返したところ、「瞬間湯沸かし器のように怒るから」と言われたこともあります。こんな私ですが、アンガーマネジメントを知ることにより、大分"怒り"をコントロールできるようになりました。

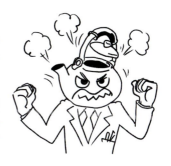

先日上級医に「大分怒りをコントロールできるようになったね」と言われ、嬉しい思いをしました。そのため、怒りで苦しんでいる方には、ぜひアンガーマネジメントをお勧めします!!

● アンガーマネメントとは？

アンガーマネジメントとは、1970年代にアメリカで開発された、怒りの感情をマネジメント（上手に付き合う）するための「感情理解教育プログラム」です[1]。エビデンスも多数あり、アメリカでは教育機関、企業、刑務所、病院などにも広く導入されています[2,3]。日本でも、日本アンガーマネジメント協会が主宰する講習会[4]や、さまざまな書籍[1,5]があります。

怒りはなぜ生まれるのでしょうか？怒りは、自身の心と身体の安全が脅かされそうになった時に起きると言われており、身を守るための感情とも言われています[1]。反射に近いものあり、そのため、怒りを無くし、怒りを感じないようにすることは不可能であり、うまく付き合っていくことが大事です。

また怒りは、第二次感情とも言われています。怒りの深層には相手に理解してほしい感情の第一感情があります。この第一次感情には、不安、寂しい、心配、悲しい、などがあります。この第一次感情を認識することも大事です。

● アンガーマネジメントの必要性

では、怒りはなぜ厄介なのでしょうか？怒りは、ほかの感情と比べると強いエネルギーを持っており、そのため怒りの感情に振り回されやすいと言われています[1]。皆さんの周りでも、怒りで燃え上がり、手がつけられないくらいに怒り狂っている人はいませんか？怒りは正常な判断を妨げます。怒りのあまり、冷静さを失い、普段はしない悪態をついたり、暴言を吐いたりしてしまい、後で後悔することになります。

また怒りは、人間関係の悪化を招き、その人の信頼性を失います。怒っている人には近寄りたくないのは皆さん普段から感じることだと思います。
　怒りの有害性に関する研究からは、怒りは健康を害すると言われています。1つの例として、怒りが多い人は心筋梗塞になりやすく、また心筋梗塞を再発しやすいという研究があります[6]。ほかにも、怒りっぽい集団はそうでない集団と比べ、心筋梗塞や脳梗塞と関連がある内頸動脈の肥厚が多く見られたという研究があります[7]。国内の前向き研究では、怒りを内にためる男性は高血圧に罹患しやすいという結果があります[8]。また怒りが多い人は仕事で昇進できない、と言われています。皆さんの周りの偉い人はみな怒りをうまくコントロールしているのではないでしょうか？
　以上のように、怒ることにはさまざまな不利益があります。
　ただし、アンガーマネジメントでは、絶対怒ってはいけない、というわけではありません。先も述べたように怒るのはある意味大事な防御反応のこともあります。また怒ることで相手に大事なことが伝わることもあります。もう一度言いますが、うまく付き合っていく、コントロールする、と考えるのが大事です。日本アンガーマネジメント協会では、アンガーマネジメントを"怒りで後悔しないこと"と定義してます[1]。

●怒りのマネジメント－対処療法と体質改善

　怒りのマネジメント方法として、大事な2点があります。1つ目は、怒った時にすぐ対応できるようになること（対処療法）、2つ目は、怒らないような体質を作ること（体質改善）です[1]。
　1つ目の対処療法は、まさに怒った時にどのように対応するか、です。怒りのピークは6秒と言われており[1]、怒りが来てしまったらまず6秒間、間を置いてみることが大事です。ほかには、自身が怒っていることを感じたら、考えることをやめる（ストップシンキング）、自身に心が落ち着くフレーズや、ポジティブになるフレーズを唱える、などがあります。これらでも怒りで爆発してしまいそうな時は、いったんその場から離れることも一つの手段です（タイムアウト）。いったん離れている間に気分転換などを行い、冷静になったらまた戻ります。私自身が行っていることとして、ストップシンキングの際には頭の中を白い絵具で真っ白にするイメージを考えています。またタイムアウトした時は、気分転換として顔を洗いながら、"怒ったら負け、ここで我慢すれば人間として成長できる"と自身にポジティブになるフレーズを言い聞かせてい

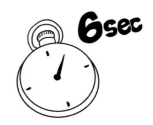

す。これで最近では怒りからの"大爆発"、は避けられています。なお気分転換にアルコールは、より怒りを増強する可能性があるため、良くありません。

　2つ目の体質改善は、普段から怒らないように訓練し、怒らないメンタルの体質を作ることです。日本アンガーマネジメント協会では、最初の取り掛かりとして、実際に感じた怒りを記録すること（アンガーログ）を勧めています[1]。これは自身の怒りを記録し分析することにより、怒りのトリガーやタイミングなどを把握します。怒りは、自身のゆずれない価値観、信条（こうある**べき**、ある**はず**、アンガーマネジメントではコアブリーフという）とズレが生じた時に起きる、と言われています。人それぞれに異なる"べき"があり、またその"べき"が同じでも程度が異なることもあり、その多様性を認知することが鍵となります。アンガーログを行うことにより、書くこと自体でクールダウンでき、また自身の"べき（コアブリーフ）"を把握することができ、今後の怒らないようにする対策を考えることができます。また先ほど怒りは第二次感情と述べました。怒りの原因である不安や悲しいなどの第一次感情に目を向けて、それらを解決できる方法を考えるのが、前向きでしょう。

● **TIPS**

　上記のアンガーログのように、自身の怒りのポイント（コアブリーフ）を知ることが大事です。私は、"医療従事者は倫理観を高く持つべきだ"という自身のフレームから、それに合わない点を怒りがちです。そのため最近では、おかしいな？と思ったことは、会議などでほかのスタッフに意見を聞いてみることにしています。さまざまな意見を聞くことにより、自身の思い＝他者の思いではないこと（多様性）に気がつき、怒りが起きません。また、怒るのは大概疲れている時やアルコールが入った時です。そのため、アルコールが入った時は、怒りの原因になる可能性のあるメールを見たりするのを止めています。

　私自身の改善体質（怒らない体質作り）は、怒りの対応が上手な理想の人を想像し、できるだけその人に近づけるように"演技"を心がけています。これによりいつの間にか怒りにくくなり、また怒った時も理想の人のように上手に対応できることができます。これは心理学でいう認知的不協和の心理状態が働いています。実際は普段から怒りに囚われることが多いのですが、怒りで理想の人に近づけず心に不協和が生まれストレスを感じることにより、不協和を感じないようにそのうち怒らなくなるのです。（詳細は168頁を参照のこと）

　私の怒ってしまった時の対応ですが、とにかく時間を置くことにしています。メールだっ

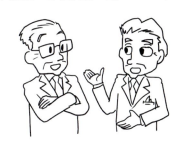

たら数時間後に書くようにし、目の前の人に怒った場合も直後には怒らず数時間置きます。時間を置くと怒りが治り、感情的ならず、無駄な怒りを伝えることを止めたり、仮に意見を伝えたとしても建設的な議論に結びつきます。

●いつ"怒る"のか？ー"今"、ではない

先に述べたように、怒りのピークは6秒程度と言われています。そのため怒りを感じたらすぐに怒るのではなく、数秒〜数時間置くのが良いでしょう。

では実際いつ怒ったらいいでしょうか？ 怒る基準として、今後後悔するか、で決めると良いと言われています[1]。言ったら後で後悔しそうなら言わない、言わないで後悔しそうなら言う、という考えです。ただ、言うと決めた時に、感情的に一方的に怒りを伝えてはいけません。怒る際のポイントを箇条書きで示しますが、

- 建設的に—原因や過去よりも、解決策や未来にポイントを当てる
- "怒る"目的を伝える
- 相手の意見も聞く（返報性の原理）
- 機嫌に左右されない、怒る境界が同じである（機嫌に左右されて怒ると信じてもらえない）
- 感情的には伝えない
- 人格否定の言葉は御法度
- 褒めと一緒にすると相手が受け入れやすい〔例：褒め-指摘（怒りの部分）-褒め、のサンドイッチ法や、褒める9割叱る1割の法則など〕
- 例を述べるときは"I message"（悪い例：あなたは遅刻しないように5分前に現場に来るべきだ。良い例：私なら遅刻しないように5分前に来るかな。）

などが大事です。

ここまでくると、「なぜ自分を押し殺して、他人に気を使わなければいけないんだ」「結局泣き寝入りではないか」と思われる方もいるかもしれません。ただ、先に述べたように怒りはさまざまな不利益を伴います。また他人の行動を治すより、自分の行動を治すほうが早い、こともポイントです。自分と関わる他人（数十人から下手をしたら数百人）を変えることは非常に大変で困難ですが、自身の考え方や対処方法を変えるのは、他人を変えるよりは格段に楽ではないでしょうか。

ここで紹介した内容は、アンガーマネジメントのほんの一部です。書籍を購入することや

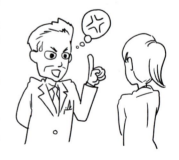

講習会に参加することをぜひお勧めします！

💡 若者対策 tips

- 怒りは若者などの弱い立場の人に向けられる傾向がある[1]。弱い立場の人は言い返すことはできず傷つきやすいので、注意しよう。（弱い立場の人には怒らないことが賢明）
- 怒りは他の感情より連鎖しやすいと言われている[1]。われわれの指導者が怒らないことにより、次世代の若者へより良い環境を作ってあげよう！
- その若者への怒りは、自身のある"べき"（コアブリーフ）が強すぎるのが原因かも？ ゆっくり時間を置いて考えてみよう！

まとめ

❶ 怒ることにはさまざまな不利益が伴う。そのためアンガーマネジメントが大事！
❷ 怒ってしまったら、アンガーマネジメントで怒りを回避！
❸ アンガーマネジメントで怒らない体質を作ろう！

参考文献

1) 戸田久美 著, 安藤俊介 監修：図解アンガーマネジメント. かんき出版, 2016.
2) Mytton JA, Duiseppi C, Gough DA, et al: School-based violence prevention programs: systematic review of secondary prevention trials. Arch Pediatr Adolesc Med 2002; 156(8): 752-762.
3) Henwood KS, Chou S, Browne KD: A systematic review and meta-analysis on the effectiveness of CBT informed anger management. Aggress Violent Behav 2015; 25: 280-292.
4) 日本アンガーマネジメント協会 URL: https://www.angermanagement.co.jp
5) 安藤俊介：「怒り」のマネジメント術. 朝日新書, 2011.
6) Chida Y, Steptoe A: The association of anger and hostility with future coronary heart disease: a meta-analytic review of prospective evidence. J Am Coll Cardiol 2009; 53(11): 936-946.
7) Sutin AR, Scuteri A, Lakatta EG, et al: Trait antagonism and the progression of arterial thickening: women with antagonistic traits have similar carotid arterial thickness as men. Hypertension 2010; 56(4): 617-622.
8) 大平哲也, 磯博康, 谷川武, 他：不安, 怒り, うつ症状と循環器系疾患との関連についての前向き疫学研究. 心身医 2004; 44(5): 336-347.

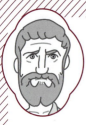

| 各論⑥-2

ポジティブ心理学について
前向きな人に幸運が訪れる

幸せ ⇨ 成功

◎ 溝辺 倫子

① 今あなたは楽観的? 悲観的? メタ認知する
② 成功した人は幸せ、ではなく、幸せな人が成功する
③ 幸福感を高める最大の要素を知る

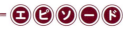

　仕事帰りに、あなたは同僚とビールを飲んでいます。締め切り間近の執筆があり、自宅に戻ってから続きを仕上げないといけないため、今日は1杯だけ、と決めています。話も弾み、つかの間の楽しい時間です。目の前のジョッキにはビールが半分入っています。あなたは、どう思いますか?
「もうあと半分しかない! これが無くなったら帰るのか……」
「まだあと半分残っている。これを飲みきるまでは、気分転換を楽しもう!」
　ここでどのように考えるかが、あなたの現在の性格の傾向を表しているかもしれません。
　あなたは楽観的? 悲観的?

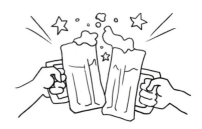

●あなたは楽観的? 悲観的?

　あなたの気持ちはどちらに近かったでしょうか?「もうあと半分しかない」と考える方は、悲観的に捉えている一方で、「まだあと半分ある」と考える方は、楽観的に捉えていると言えるのではないでしょうか。もちろん、今この時の選択が、あなたの性格全てを表しているわけではありません。むしろ、「もうあと半分しかない」と考えてしまったあなた、素晴らしい変化のチャンス到来です。あなたは、この瞬間、悲観的になっていることが分かりました。メタ認知することができたのです。そこで、考え直してはいかがでしょうか、「まだあと半分ある」と。帰宅した後のクリエイティブな仕事のためにも、あと半分ある楽しい時間をできる限り満喫してリフレッシュすると、きっといい原稿が書けることでしょう。この楽観主義を研究したのが、ポジティブ心理学と言われる分野です。

●ポジティブ心理学とは

　ポジティブ心理学とは、個人とコミュニティが反映させる要素を発見し促進することを目指した、人の最適機能に関する科学的研究であり、1998年に全米心理学会で生まれた科学的学問です。人の心理状態をマイナスから0にするのではなく、0からプラスにすることが、人の最適機能を発揮することができる、という研究です。それまでの心理学の分野は、ネガティブな状態にある人をいかに健常人の心理状態にまで引き上げるかにフォーカスが当てられていましたが、このポジティブ心理学の分野では、健常人の心理状態をポジティブに保つことが与えるプラスの影響について、研究されています[1]。

●幸福感が診断能力を高めるかもしれない?

　ここに医師を対象にした面白い実験があります。ポジティブ感情が医師の診断能力を高めるかどうか、という実験です。医師を3グループに分け、1つのグループにはお菓子を与え、1つのグループには単に医学文献を読んでもらい、残りのグループには何もせず、模擬患者を診察してもらったところ、お菓子を与えられたグループは何もしなかったグループに比べ、速やかに正しい診断を下したというものです。もちろん、血糖値の上昇が診断正確性のバイアスになる可能性を考え、お菓子はあげるだけで、食べてはいません。この結果をどう捉えるかは読者次第ですが、ポジティブ心理学の研究は、学生や経済界、IT業界だけでなく、医療業界でも検証されつつある、面白い分野です[2]。

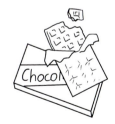

●幸せな人が成功する

ハーバード大学の学生評価が最も高い人気講座の一つに、ポジティブ心理学講座があります。この講座を担当していたショーン・エイカー氏によると、幸福感や楽観主義は、実際に業績を高め優れた成果をもたらすそうです。これは、エイカー氏が行った、学生や他分野の企業で成功と幸福の関係についての実証研究で証明されています[3]。その中では、明らかになったのは、幸福感そのものが競争力の源泉となり業績が上がると証明しています。つまり、成功した人は幸せ、ではなく、幸せな人が成功するという考え方です。若い先生たちにも成功してほしい、だからこそ今、幸せが必要なのです。「どうせ自分なんてだめだ」「同僚はみんな優秀なのに、自分はできない人間だ」と後ろ向きになっている研修医に出会ったことはありませんか? ぜひ、そんな彼らにポジティブ心理学を紹介してください。幸せに、前向きに変わるために必要なものは、日常の些細な習慣で良いとされます。例えば、その日あったいいことを3つ挙げる、運動する、自分の得意なことをする、などです。1日数分でもいいので、これらを試してみるようにアドバイスし、さらにそれらができる環境を整えてあげてください。彼らの成功だけでなく、部門の成功にもつながると考えられます。

●ロサダライン

若い研修医の幸福感のために、先輩・上司ができることがもう1つあります。「ロサダライン」です。心理学者のマルシャル・ロサダは、業績のいいチームと悪いチームを比較し、チームに成功をもたらすためには「メンバー間のポジティブな相互作用とネガティブな相互作用の比率」が2.9:1でなければならないと突き止めました。これを上司と部下のコミュニケーションに置き換えると、ネガティブなコミュニケーション(例えば、誤りを指摘する、修正する)を1つ行おうとする時、部下が受けるネガティブな感情を是正するには、ポジティブなコミュニケーション(例えば、成長を指摘する、褒める、感謝の気持ちを伝えるなど)が約3つ必要、ということになります。若手が成長する過程において誤りを指摘し是正する必要がありますが、その度にその3倍、ポジティブなコミュニケーションを心がけてはいかがでしょうか。そして、その心掛けは、そのまま皆さんの幸福感につながることでしょう。

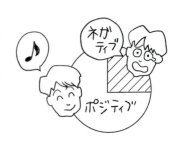

● 他者との関わり

　人間の幸福感を高める最大の要素は、他者との関わりです。幸福感がトップレベルの人たちの属性や行動を調べた研究では、その多くの人たちが一人で過ごす時間が少なく、親密性の高い人間関係を恋人や友人、家族などと保っていることが分かっています[4]。若手医師の成功に携わる皆さんの他者貢献は、そのまま自身の幸福感、そして成功につながります。ぜひ試してみてください。

💡 若者対策 tips
- 若者の教育に関われることが、自分にとって幸せだと口に出して伝える
- 前向き習慣を実施していたら、細かく褒める
- ロサダラインを実行する

● おわりに

　いかがでしたか？ 私はポジティブ心理学の学者でも、何かの宗教の信徒でもありません。研修医の先生が、健全に成長できる環境を提供することが、私の仕事だと思っている一指導医です。時代が変遷しても、子を思う親の気持ちは変わらないように、若手の成長を願わない指導医はいません。その一助になればと思い、ポジティブ心理学を紹介しました。皆様が若手の教育に悩んだ時、少し思い出して、ご自身も幸せになっていただければ嬉しいです。

まとめ
1. 幸せな人が成功する
2. 幸せな人であふれる部門が成功する
3. 研修医への関わりは自身の幸せにつながる

参考文献

1) Seligman ME, Csikszentmihalyi M: Positive psychology. An introduction. Am Psychol 2000; 55(1): 5-14.
2) ショーン・エイカー：幸福優位7つの法則 仕事も人生も充実させるハーバード式最新成功理論. 徳間書店, 2011.
3) Achor S: Positive intelligence. Harv Bus Rev 2012; 90(1-2): 100-2, 153.
4) Diener E, Seligman ME: Very happy people. Psychol Sci 2002; 13(1): 81-84.

> 謹告
> 本書に記載された内容は、主に著者の見識に基づいています。
> 本書の内容を実際に用い、結果、不都合が生じた場合にも、著者ならびに出版社はその責を負いかねますのでご了承ください。

研修医指南書
「今の若者は……」って、嘆いていませんか？

2017年11月15日 第1版1刷発行

編　著	志賀 隆
発行人	白石 和浩
発行所	株式会社メディカルサイエンス社
	〒151-0063　東京都渋谷区富ヶ谷2丁目21-15 松濤第一ビル3階
	Tel. 03-5790-9831 ／ Fax. 03-5790-9645
	http://medcs.jp/
印刷・製本	日経印刷株式会社

©Takashi Shiga, 2017
乱丁・落丁は、送料小社負担にてお取替えします。
本書の内容の一部または全部を無断で複写・複製・転載することを禁じます。
Medical Science Publishing Co., Ltd. 2017 Printed in Japan
ISBN 978-4-909117-02-1 C3047